Carrera   Schwangerschaft – Geburt – Wochenbett

Dr. José M. Carrera

Schwangerschaft – Geburt – Wochenbett

Aktive und verantwortungsbewußte Vorbereitung
mit Schwangerschaftsgymnastik, Entspannungsübungen
und kontrollierter Atemtechnik

Unter Mitarbeit von Dra. V. Lopéz-Rodó, Dr. H. Hoppenbrouwers,
Dra. E. Carreras, P. Cristellys und E. González

Aus dem Spanischen übersetzt von Araceli Viceus Otero
Bearbeitet von Elisabeth Neuner-Götz

≡ TRIAS THIEME HIPPOKRATES ENKE

Anschrift des Autors:

Dr. J. M. Carrera
Direktor der Geburtshilflichen Abteilung und
des Perinatologischen Instituts Dexeus
in Barcelona, Spanien

Anschrift der Übersetzerin:

Araceli Viceus Otero
Nymphenburgerstraße 122
D-8000 München 19

Zeichnungen von:
Cèlia Vallés, Barcelona

Umschlaggestaltung:
B. und H. P. Willberg, Eppstein/Ts.

Umschlagzeichnung:
Friedrich Hartmann, Stuttgart, unter Verwendung einer Zeichnung von
Cèlia Vallés

CIP-Titelaufnahme der Deutschen Bibliothek

Carrera, José M.:
Schwangerschaft – Geburt – Wochenbett : aktive u. verantwortungs-
bewußte Vorbereitung mit Schwangerschaftsgymnastik, Entspannungs-
übungen u. kontrollierter Atemtechnik / José M. Carrera. Unter Mitarb.
von V. Lopéz-Rodó ... Aus d. Span. übers. von Araceli Viceus Otero.
Bearb. von Elisabeth Neuner-Götz. [Zeichn.: Cèlia Vallés]. – Stuttgart :
TRIAS – Thieme Hippokrates Enke, 1989
   Einheitssacht.: Preparación fisica para el embarozo, parto y postparto
⟨dt.⟩
NE: Neuner-Götz, Elisabeth [Bearb.]

Wichtiger Hinweis: Medizin als Wissenschaft ist ständig im Fluß. For-
schung und klinische Erfahrung erweitern unsere Kenntnisse, insbesondere was Behandlung und medikamentöse Therapie anbelangt. Soweit in
diesem Werk eine Dosierung oder eine Applikation erwähnt wird, darf der
Leser zwar darauf vertrauen, daß Autoren, Herausgeber und Verlag
größte Mühe darauf verwandt haben, daß diese Angabe genau dem
Wissensstand bei Fertigstellung des Werkes entspricht. Dennoch ist
jeder Benutzer aufgefordert, die Beipackzettel der verwendeten Präpa-
rate zu prüfen, um in eigener Verantwortung festzustellen, ob die dort
gegebene Empfehlung für Dosierungen oder die Beachtung von Kontra-
indikationen gegenüber der Angabe in diesem Buch abweicht. Das gilt
besonders bei selten verwendeten oder neu auf den Markt gebrachten
Präparaten und bei denjenigen, die vom Bundesgesundheitsamt (BGA) in
ihrer Anwendbarkeit eingeschränkt worden sind. Benutzer außerhalb der
Bundesrepublik Deutschland müssen sich nach den Vorschriften der für
sie zuständigen Behörde richten.

Titel der Originalausgabe:
Preparación fisica para el embarozo, parto y postparto
© 1987 Ediciones Medici, S.A., Barcelona

© 1989 Georg Thieme Verlag, Rüdigerstraße 14, D-7000 Stuttgart 30
Printed in Germany
Satz und Druck: Druckhaus Dörr, Inhaber Adam Götz, D-7140 Ludwigs-
burg (Linotype System 5 [202])

ISBN 3-89373-032-X   1 2 3 4 5 6

Zu diesem Buch

Schwangerschaft bedeutet für eine Frau, unmittelbar Verantwortung für ein neues Leben zu übernehmen. Spätestens zu diesem Zeitpunkt wird die Schwangere beginnen, sich über die Gesundheitsvorsorge für sich selbst und das Ungeborene Gedanken zu machen. Sie wird den Sinn und die Notwendigkeit vorbereitender Maßnahmen akzeptieren und sich dabei fragen, welche Art von Vorsorge und Vorbereitung wohl die beste ist.

Der Autor und seine Mitarbeiter – namhafte Frauenärzte und Geburtshelfer in Spanien – haben sich über viele Jahre mit den verschiedenen Ansichten und Möglichkeiten über Geburtsvorbereitung und Geburt beschäftigt, sie miteinander verglichen und gegeneinander abgewogen. Sie stellen in der Einleitung diese Methoden dar und plädieren nach ihren Erfahrungen für eine »natürliche und menschliche« Geburt ohne Risiken.

Der Verlag freut sich, neben die bereits bekannten allgemeinen – oder nur eine bestimmte Methode propagierenden – Schwangerschafts- und Geburtsbücher diese Übersetzung stellen zu können. Sie bietet der schwangeren Frau eine ungewöhnliche Vielzahl unterschiedlicher praktischer Übungen zur körperlichen Vorbereitung.

Zum besseren Verständnis wurde das einführende Kapitel in der deutschen Übersetzung leicht gekürzt.

Der Verlag

Die Geburtsvorbereitung: ein weiter Weg

Wissenschaftliche Grundlagen der Geburtsvorbereitung

Die Geburtsvorbereitung ist ein wichtiger Bereich der Vorsorgemedizin (Präventivmedizin). Trotz deren zunehmender Bedeutung nehmen noch immer zu wenig Frauen die gebotenen Möglichkeiten wahr.

Über Jahrtausende hinweg betrachtete die Frau die Geburt als ein schicksalhaftes Ereignis, das mit Urängsten und oft unsinnigen Glaubensvorstellungen verbunden war. Unfähig, die Erscheinungen der Fortpflanzung zu verstehen, sie zu beeinflussen oder gar beherrschen zu können, war die Schwangere der Geburt gefühlsmäßig oft nicht gewachsen. Erst in den letzten 50 Jahren versuchte die Schulmedizin, angeregt durch einige gesellschaftliche Strömungen, die eine natürliche Lebensweise befürworten, diese Situation zu bessern und schuf eine »Pädagogik der Schwangerschaft«, die jedoch nicht einheitlich ist, sondern je nach geographischem und ideologischem Umfeld eine Vielfalt von Formen angenommen hat.

Während einige medizinische Schulen die psychologischen Gesichtspunkte betonen und versuchen, belastende kulturelle Prägungen zu verdrängen, indem sie der Frau (durch konditionierende Suggestion) neue, positive Vorstellungen über die Geburt vermitteln, stellen andere die richtige körperliche Vorbereitung in den Vordergrund.

Abgesehen von der unterschiedlichen Einstellung und Methodik haben sie jedoch das gemeinsame Ziel, der schwangeren Frau das Bewußtsein einer aktiven und verantwortlichen Teilnahme an der Geburt über das Kind zu vermitteln. Anstelle des rein körperlichen Geburtsablaufs soll eine vernünftige, bewußte und befreite Mitarbeit treten. Diese Freiheit erwächst aus Aufklärung und Wissen und soll die Schicksalergebenheit, die zu Spannungen und Entfremdung führt, ersetzen.

Die Geburtsvorbereitung besteht im wesentlichen aus zwei Grundelementen: *der psychologischen Aufklärung* und *der körperlichen Vorbereitung*.

Die *psychologische Aufklärung* besteht im Grunde in der Lösung von negativen Vorstellungen über die Geburt und in der Einübung neuer bedingter Reflexe, die die Schmerzwahrnehmung während der Geburt hemmen.

Dazu gehört auch eine genaue Aufklärung über den Geburtsmechanismus und die Entstehung des Geburtsschmerzes.

Anstelle der Angst tritt eine positive Haltung gegenüber der Geburt, dadurch wird der Teufelskreis Angst – Spannung – Schmerz durchbrochen.

Die *körperliche Vorbereitung* stützt sich auf drei Säulen: Gymnastik, Entspannung und Atemübungen.

Diese Elemente ergänzen sich, so daß man sich heute nicht mehr vorstellen kann, auf eine umfassende Geburtsvorbereitung mit ihnen verzichten zu müssen.

Unabhängig von ihren jeweiligen Zielen dienen alle Übungen, die während der Schwangerschaft erlernt werden, als Mittel gegen störende oder schmerzhafte Empfindungen *bei* der Geburt. Während der »Umstellung« der Schwangeren durch die *seelische Vorbereitung* schaffen wiederholte Lernvorgänge im Gehirn die geeignet bedingten Reflexe. Auf diese Weise werden die unangenehmen Eindrücke oder Reize z. T. gehemmt, z. T. willkürlich oder fast *automatisch* in normale Körperfunktionen umgewandelt (Atmung, Haltung, Entspannung). Durch diese *Abschirmung* wird der Geburtsverlauf günstig beeinflußt.

Dies ist zusammenfassend die theoretische Grundlage der Geburtsvorbereitung.

Geschichte der körperlichen Geburtsvorbereitung

Seit Beginn dieses Jahrhunderts galt für englische Entbindungsheime der Leitgedanke, daß eine geeignete körperliche Vorbereitung die Geburtsbedingungen verbessern kann.

Britische Experten für Massage und Physiotherapie (Vaughan, Randell usw.), die von den Vorstellungen der Körperhygiene dieser Zeit beeinflußt waren, schufen die Grundlagen der heutigen *Schwangerschaftsgymnastik*, zu deren Zielen sowohl eine bessere Anpassung der Organe an die Schwangerschaft als auch die Vorbereitung bestimmter Körperstrukturen, besonders des Bewegungsapparates, auf die Geburt gehören.

Die Methode wurde nach dem Ersten Weltkrieg in ganz Europa aufgegriffen und führte zu deutlich mehr Entbindungen ohne Komplikationen.

In den letzten Jahren wurden diese traditionellen gymnastischen Übungen durch einige spezielle Geburtshaltungen ergänzt, wie man sie in den Gebräuchen bestimmter primitiver Kulturen beobachtet hat (Geburt in sitzender Haltung, im Hocken usw.).

Außerdem versuchte in den letzten Jahren dieses Jahrhunderts in den Vereinigten Staaten eine Gruppe von Psychologen der Harvard Universität die wissenschaftlichen Grundlagen der *Entspannung* zu erforschen. Dabei wurde dieses Fach von der Hypnose, von Yoga und von anderen Formen der Suggestion und Autosuggestion abgegrenzt. Es entstand der Begriff «Progressive Entspannung nach Jacobson«, die später auf die eine oder andere Weise alle Methoden der Geburtsvorbereitung beeinflußt hat.

Im Zuge der psychoanalytischen Strömungen, die im zweiten Drittel unseres Jahrhunderts Bedeutung erlangten, wurden die vorwiegend *körperbezogenen* Methoden von JACOBSON von den mehr psychologischen Methoden von SCHULTZ (Autogenes Training), AJUNAGNERRA (Psychotonische Relaxation), CAYCEDO (Sofronisation) oder STANILAVSKI (Entspannung durch Relaxation) abgelöst.

Besonders in Frankreich entstand so eine Bewegung, die man als »Antigymnastik« bezeichnen könnte (MEZIERES, BERTHE-RAT), da sie nicht der Entwicklung der Muskulatur, sondern ihrer Entspannung dient und versucht, Körper und Umwelt in Einklang zu bringen.

Dieser Gegensatz ist jedoch nur scheinbar, da ja beide Techniken der körperlichen Vorbereitung nebeneinander bestehen, sich sogar ergänzen und verstärken können. Das kommt z. B. in Bezeichnungen wie »psychoprophylaktische Methode« (LAMAZE und VELAY) oder »Eutonie und Relaxation« (GERDA ALEXANDER in Kopenhagen bzw. BRIEGHEL-MÜLLER in Frankreich) zum Ausdruck. Die Kombination beider Verfahren bildet auch einen Teil unserer eigenen Methode.

Schließlich hat die französische Schule eine *natürliche Methode* zur Schmerzbekämpfung bei der Geburt eingeführt, nämlich das *Atemtraining*, dank dessen man nicht nur die Sauerstoffversorgung von Mutter und Kind verbessern, sondern auch die Schmerzauslösung vermeiden kann, die durch den Kontakt von Zwerchfell und Gebärmuttergrund zustande kommt ...

Natürlichkeit gegen Übertechnisierung

Die enormen technischen Fortschritte der modernen Medizin haben die alte Kunst »ein Kind ans Licht der Welt zu bringen« schwerwiegend verändert. Dank dieser Entwicklung hat sich die Geburtshilfe von einem überwiegend durch Erfahrung und handwerkliches Geschick geprägten Fach in eine überaus komplizierte wissenschaftliche Richtung gewandelt.

Die Sterblichkeits- und die Erkrankungshäufigkeit bei Müttern und Kindern ließen sich drastisch senken und die Entbindung brauchte nicht mehr als »Russisches Roulett« mit ungewissem Ausgang gefürchtet zu werden. Diese Errungenschaften gründen sich auf physikalische und biochemische Überwachung der Geburt und auf eine weniger eingreifende Haltung der Ärzte.

In den fünfziger Jahren entwickelte man verschiedenartige Methoden zur physikalischen Überwachung, die eine genaue Langzeitaufzeichnung des kindlichen Herzrhythmus' und der Wehentätigkeit ermöglichten.

Im Jahre 1956 legt die Schule von Montevideo unter Professor CALDEYRO-BARCIA die Maßstäbe für die Auswertung der Aufzeichnungen fest. Seit den Jahren 1964 bis 1965 sind elektronische Geräte, sogenannte Monitore, auf dem Markt, die eine aussagekräftige Überwachung erleichtern. Ohne Übertreibung kann man sagen, daß diese Entwicklung das Denken der Geburtshelfer vollkommen verändert hat und das bisherige Verfahren von Grund auf kritisch neu überdacht werden mußte.

Die Möglichkeit, eine Gefährdung des ungeborenen Kindes vorherzusagen und aus den Aufzeichnungen auf sein Wohlergehen zu schließen, erlaubte unter anderem eine wirksame Vorbeugung gegen Sauerstoffmangel und Hirnschädigung des Neugeborenen. Diese Technik hat jedoch auch ihre Nachteile. Durch die Überwachung ist die Gebärende an das Bett gefesselt. Vielleicht kann diese Einschränkung mit Hilfe von Fernüberwachung (Telemetrie) in Zukunft einmal entfallen.

Der deutsche Geburtshelfer Professor SALING entwickelte 1962 eine Methode zur Feinuntersuchung (Mikroanalyse) des kindlichen Blutes.

Damit kann der Säure-Basen-Haushalt des Kindes untersucht und der Grad der Übersäuerung (Azidose) als Zeichen einer biochemischen Schädigung bestimmt werden.

Durch Kombination dieser Technik mit der physikalischen Überwachung erhält man eine sehr genaue Information über das Wohlergehen des Kindes. Der Geburtshelfer weiß also, wann dem Kind Gefahr droht und eine sofortige Entbindung notwendig ist.

Im Jahr 1974 entstand in Frankreich eine Bewegung, die von DR. LEBOYER ausging. Er folgte der vorgegebenen Richtung von LAMAZE und VELAY und versuchte, sie durch Einführung der »Psychoprophylaktischen Methode« zu vervollkommnen. Es handelt sich dabei um eine Humanisierung der Geburt, nicht nur für die Mutter, sondern auch für das Kind.

Angestrebt wird eine Geburt ohne Gewalt, bei der man übermäßige Sinnesreize vermeidet und das Neugeborene von einer brutalen und aggressiven Umgebung abschirmt. Leboyers Beitrag verbindet gewissermaßen die in ganz Europa florierenden ökologischen Bewegungen mit den naturalistischen Tendenzen, die nach den Jahren einer übertriebenen Technokratie in allen Lebensbereichen wieder aufflammten, und auch mit den fernöstlichen Philosophien, wie sie in den letzten Jahren mehr und mehr Anklang finden. Auch FREUD und ILICH sind von dieser Gedankenwelt nicht weit entfernt. Leboyers Buch »Geburt ohne Gewalt« wurde populär.

Junge Schwangere fordern von ihren Geburtshelfern Verzicht auf künstliche oder eingreifende Methoden und verlangen eine aggressionsfreie Geburt für ihr Kind. Viele Paare lehnen die herkömmliche Geburtshilfe ab. Sie wünschen die Entbindung auf einem normalen Bett, ohne Überwachung, in einer dunklen, leisen, friedlichen Umgebung im Beisein der Familie, der anderen Kinder oder sogar der Freunde.

Einige verzichten sogar auf die Einrichtungen des Krankenhauses, um zu Hause zu entbinden. Auch autoritäre und diktatorische Hebammen werden abgelehnt. Natürlich sind diese Ideen denen der offiziellen Geburtshilfe vollkommen entgegengesetzt, und Leboyer ist aus dem Kreis der bedeutenden französischen Geburtshelfer und Perinatologen ausgeschlossen.

Das Fehlen einer wissenschaftlichen Grundlage für seine leidenschaftlichen Theorien und seine Stellungnahmen, die vielleicht ungewollt viele junge Paare beeinflußt haben, sind für die Ablehnung seitens wichtiger medizinischer Institutionen verantwortlich.

Trotzdem sind viele Vorschläge in seinem Buch sehr vernünftig. Sein Irrtum war, zu vergessen, daß das Kind neben einem sinnlichen oder gefühlsmäßigen Leiden auch eine körperliche Schädigung erfahren kann, die gegebenenfalls unendlich schlimmere Folgen hat. Das fehlende Interesse an diesen Gesichtspunkten der Geburt und die Ablehnung, die er in seinem Buch der Technisierung und Überwachung der Geburt gegenüber äußert, sind unannehmbar, was aber nicht ausschließt, daß einige seiner Ideen brauchbar sind.

Die natürliche Geburt

Unsere Methode, die schon in dem Buch »Die natürliche Geburt« dargestellt wurde, beabsichtigt, die alten Techniken der Geburtsvorbereitung, die sich besonders auf die körperliche und seelische Vorbereitung (die sog. psychoprophylaktische Methode) gründen, mit einer vernünftigen und allgemeingültigen natürlichen Einstellung zur Geburt zu verbinden. Grundlegend sind dafür Überwachung und Erhaltung der natürlichen Umgebung von Mutter und Kind. Die Geburt soll menschlicher, intimer und natürlicher als noch vor einigen Jahren werden; auf die wissenschaftlichen Fortschritte der letzten Jahrzehnte, z. B. auf physikalische und biochemische Überwachung, darf jedoch nicht verzichtet werden.

Das Motto könnte sein: *natürliche und menschliche Geburt ohne Risiken*. Es geht nämlich nicht nur darum, die Natur wieder zu entdecken und sich mit ihr in Einklang zu befinden, sondern auch darum, sich vor ihren Gefahren zu hüten. Mutter und Kind ohne Gewalt und mit natürlichen Mitteln zu schützen, muß Ziel jedes Geburtshelfers sein. Das Problem ist, auf welchem Weg dieses Ziel erreicht werden kann.

Nachdem wir jahrelang die verschiedenen Möglichkeiten, die sich uns boten, ausprobiert, gegeneinander abgewägt und in ihren Ergebnissen verglichen haben, glaube ich sagen zu können, daß die natürliche Geburt die Anforderungen erfüllen kann, die Frauen von heute an ihre Entbindung stellen:

1. Die Geburt in ruhiger Freude und ohne Erregung bewußt zu erleben.
2. An der Geburt teilzunehmen und mitzuarbeiten, ohne dabei die Schmerzen der »biblischen Geburt« erleiden zu müssen. Die körperliche Vorbereitung trägt dazu bei, diesen Wunsch zu erfüllen.
3. Völlig sicher zu sein, daß ihr Leben und ihre Gesundheit gewahrt werden.

4. Die Sicherheit des Kindes gewährleistet zu sehen, da jedes Risiko und Leiden für das Kind vermieden und dafür gesorgt wird, daß es die Geburt körperlich und geistig unversehrt übersteht.
5. Die Geburt so human wie möglich zu gestalten. Dazu gehört die Gegenwart des Partners und der Aufbau einer emotional harmonischen Umgebung für die werdende Mutter.

Diese Ziele lassen sich folgendermaßen erreichen:

Durch eine geeignete *Vorbereitung* während der Schwangerschaft unter den beiden Gesichtspunkten:

1. Auslösen einer seelischen Veränderung, die eine Ablösung von den negativen Vorstellungen über die Geburt zum Ziel hat und
2. körperliche Vorbereitung, die sich vorwiegend aus der Schwangerschaftsgymnastik, der neuromuskulären Entspannung und der kontrollierten Atmung zusammensetzt.

Unser Buch beabsichtigt, diesen Aspekt der Vorbereitung zeitgemäß darzustellen.

Durch eine *Eröffnungsperiode*, bei der die kindlichen Herztöne durch einen »Wehenschreiber« (Kardiotokograph) aufgezeichnet werden, ohne die Mutter in ihrer Bewegungsfähigkeit einzuschränken. Die wehenbedingten Beschwerden lassen sich mit Hilfe von Atemtraining und Entspannung erleichtern. Falls diese Techniken wirkungslos sein sollten, kann eine harmlose örtliche Betäubung angewandt werden (z. B. Periduralanästhesie). Jegliche Gefahr für das ungeborene Kind läßt sich durch die Aufzeichnungen des Wehenschreibers erkennen und durch Blutuntersuchung bestätigen. Eine Einleitung der Geburt mit »Wehentropf« (Oxitozininfusion) oder die Anwendung bestimmter Medikamente kommen nur dann in Betracht, wenn der Geburtsverlauf nicht normal ist.

Durch eine *Austreibungsperiode* unter strenger Überwachung und möglichst schonender Behandlung des Kindes. Hier können die meisten der von Leboyer vorgeschlagenen Schutzmaßnahmen angewandt werden. Die Mutter nimmt die natürliche, halbsitzende Haltung ein. Falls eine Schädigung des Kindes droht, muß eine sofortige Entbindung angestrebt werden.

Dieses Schema läßt sich auf jede Frau, gleich ob Erst- oder Mehrgebärende, anwenden. Erst bei einem anormalen Geburtsverlauf, bei Wehenstörungen oder bei einer Geburt mit hohem Risiko stößt es auf Grenzen, da hier andere Überwachungs- und Hilfsmaßnahmen erforderlich sind.

Geburtsvorbereitung heute

In diesem Buch sind unsere Ideen über die Geburtsvorbereitung zusammengefaßt sowie Zusammenhänge und Übereinstimmungen mit den modernen Techniken der Geburtshilfe dargestellt.

Natürlich kann die Lektüre von Büchern allein, selbst wenn die empfohlenen Übungen täglich durchgeführt werden, eine glückliche Geburt nicht garantieren.

Neben der richtigen medizinischen Überwachung von Schwangerschaft und Geburt muß auch die Geburtsvorbereitung von Fachleuten überprüft werden, damit sie im seelischen wie im körperlichen Bereich genau auf jede Schwangere abgestimmt und dem Schwangerschaftsverlauf angepaßt werden kann. So erlebt die Frau, falls keine krankhaften Befunde vorliegen, die einer natürlichen Geburt im Wege stehen, mit Erfolg einen der entscheidensten Augenblicke ihrer Mutterschaft.

Die Angst und das Klagegeschrei der »biblischen Geburt« sollen mit Hilfe von Aufklärung und richtiger Vorbereitung durch die Gelassenheit, Ruhe und freudige Erwartung der »natürlichen Geburt« ersetzt werden.

Wir hoffen, daß dieses Buch werdenden Müttern in der einen oder anderen Weise dazu verhilft, in Ruhe und Sicherheit den ersehnten und zu Unrecht gefürchteten Augenblick der Geburt ihres Kindes zu erleben.

Erster Teil

Schwangerschaft

Körperliche Veränderungen während der Schwangerschaft
Anpassung der alltäglichen körperlichen Tätigkeiten
Gymnastische Übungen
Atemübungen
Entspannungsübungen
Übung der Geburtsbedingungen

Eine gute körperliche Vorbereitung gilt als wichtige Voraussetzung, um den Anforderungen der Geburt erfolgreich begegnen zu können. Während der Schwangerschaft muß die Schwangere erklärt und gezeigt bekommen, wie sie ihre körperliche Kondition verbessern, wie sie schwangerschaftsbedingte Beschwerden vermeiden und sich auf die Geburt vorbereiten kann.

Im ersten Teil dieses Buches werden wir nach einer kurzen Zusammenfassung der Veränderungen, die während der Schwangerschaft auftreten, die Grundlagen der körperlichen Geburtsvorbereitung und ihre drei Bestandteile – Gymnastik, Atemübungen und Entspannungsübungen – besprechen. Wir zeigen, wie die Schwangere ihre täglichen körperlichen Tätigkeiten abändern muß und welche natürlichen Möglichkeiten es gibt, bestimmte Schwangerschaftsbeschwerden zu beeinflussen.

Körperliche Veränderungen während der Schwangerschaft

Im Verlauf der Schwangerschaft und des zunehmenden Wachstums von Gebärmutter, Bauch und auch Brüsten wird der Schwerpunkt der Frau deutlich nach vorne verlagert (Abb. 1a und 1b). Daher muß sich die Schwangere, um im Stehen ihr Gleichgewicht halten zu können, auf die neue Situation einstellen, sie muß die Krümmung der Lendenwirbelsäule (Lendenlordose) verstärken und Rumpf und Kopf nach hinten neigen (Abb. 1c).

Die Standbasis des Körpers vergrößert die Frau durch einen breitbeinigen Stand mit nach außen gerichteten Fußspitzen und einem veränderten Streckungswinkel im Sprunggelenk. Diese neuen statischen Bedingungen führen vor allem gegen Ende der Schwangerschaft zu einer besonderen Art zu gehen: nach hinten geneigt und von einer Seite zur anderen schwankend, was als »Entengang« oder auch als »stolzer Gang der Schwangeren« bezeichnet wird.

Die beschriebenen Veränderungen bringen auch eine größere Belastung für die Muskeln und Bänder, die die Wirbelsäule stützen, mit sich. Es kann sogar zu einer Überbeanspruchung kommen, die für Schmerzen in den Bereichen von Hals- und Lendenwirbelsäule verantwortlich ist.

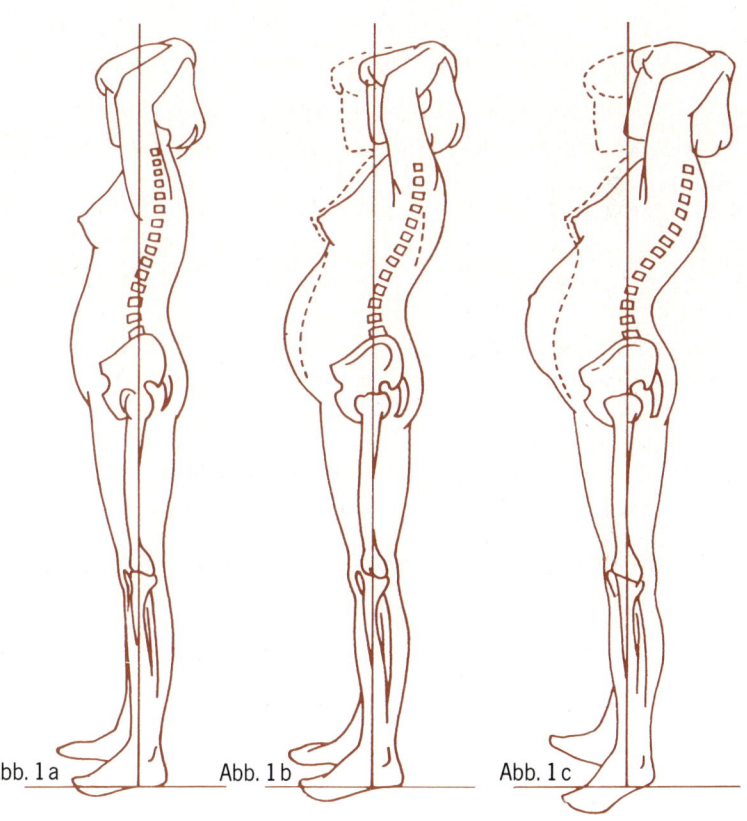

Abb. 1a   Abb. 1b   Abb. 1c

Anpassung der alltäglichen körperlichen Tätigkeiten

Wie schon erwähnt, führt das schnell wachsende Kind zu bedeutenden Veränderungen im Körpergleichgewicht. Der Schwerpunkt verlagert sich nach vorne und deshalb werden – um das Gleichgewicht halten zu können – die Wirbelsäule und ihre Muskeln stärker belastet. Um daher rührende Beschwerden zu vermeiden, ist es ratsam, die alltäglichen körperlichen Tätigkeiten, vom Stehen bis zu den Liebesstellungen, darauf abzustimmen. Die Belastung durch die Schwangerschaft wird besser vertragen, und die Erholung nach der Geburt ist leichter.

Stehen

Während der Schwangerschaft sollte man langes Stehen vermeiden. Es ist besser, sich zu bewegen, zu gehen. Wenn es jedoch unvermeidlich ist, längere Zeit zu stehen (z. B. für eine bestimmte berufliche Tätigkeit), sollte man eine Haltung annehmen, die die Muskelarbeit vermindert und eine zu Rückenschmerzen führende Überbeanspruchung der unteren Wirbelsäule vermeidet (Abb. 2).

Geeignet ist eine Haltung, bei der der Bauch von der Gesäßmuskulatur und nicht von den Fersen abgestützt wird. Dazu

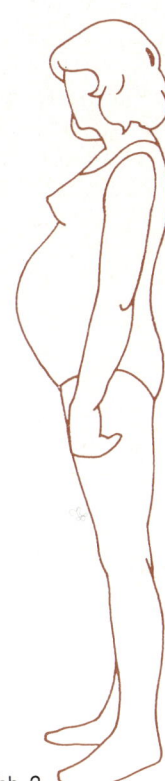

Abb. 2

steht man mit etwa eineinhalb Handbreit voneinander ent-
fernten Füßen, entspannt die Knie, läßt die Schultern locker
nach vorn fallen und streckt bewußt den unteren Teil des
Halses. Auf diese Weise werden die Bauchmuskeln beansprucht und nehmen der Wirbelsäule Gewicht ab. Verlagert
man jedoch das Körpergewicht nach hinten, wie es geschieht,
wenn man die Schultern zurückzieht und die Wirbelsäule
zwischen ihnen verschwindet, so werden Rückenschmerzen
nicht ausbleiben. Hier ruht fälschlich das gesamte Gewicht
auf dem unteren Abschnitt der Wirbelsäule und den Fersen.
Es ist auch sinnvoll, nicht ganz ruhig zu stehen, sondern das
Körpergewicht von einem Fuß auf den anderen zu verlagern,
ab und zu einige kleine Schritte zu machen, sich gelegentlich
an der Hand abzustützen und die Zehen nach oben und unten
zu bewegen.

Laufen

In der beschriebenen Körperhaltung laufen, keine zu großen
Schritte machen und eher schlendern als ein zu sportliches
Tempo anzuschlagen.

Bücken

Wenn man sich bücken muß, um etwas aufzuheben oder bei
der Hausarbeit (Betten machen, Waschmaschine füllen etc.),
sollte man die Beine und nicht den Rücken beanspruchen.
Man kann dadurch Rückenschmerzen vermeiden, die auf
Anspannung der Rückenmuskulatur und der Bänder zurückzuführen sind.

Man beugt die Knie und läßt den Rücken gerade. Das Gleichgewicht mit den Armen halten. Einige Minuten in dieser
Position verharren (Abb. 3). Für einige Hausarbeiten, z. B.
Boden putzen, ist es besser, in den »Vierfüßlerstand« zu
gehen, um die Wirbelsäule nicht unnötig nach vorne zu beugen (Abb. 4). In dieser Stellung wird das Gewicht des Kindes
von der Bauchmuskulatur getragen und belastet nicht die
Wirbelsäule; der »Vierfüßlerstand« ist daher auch eine her-
vorragende Übung gegen Rückenschmerzen.

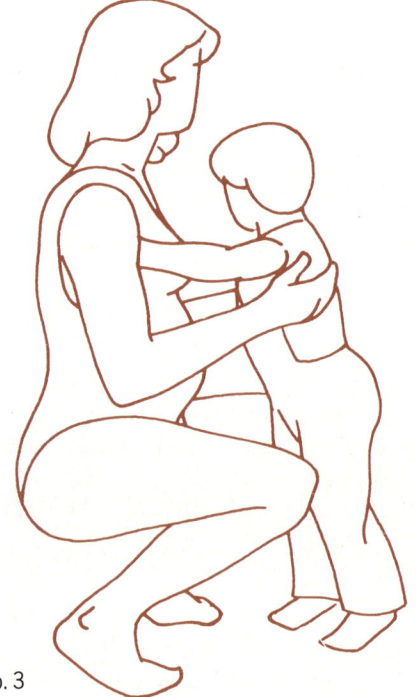

Abb. 3

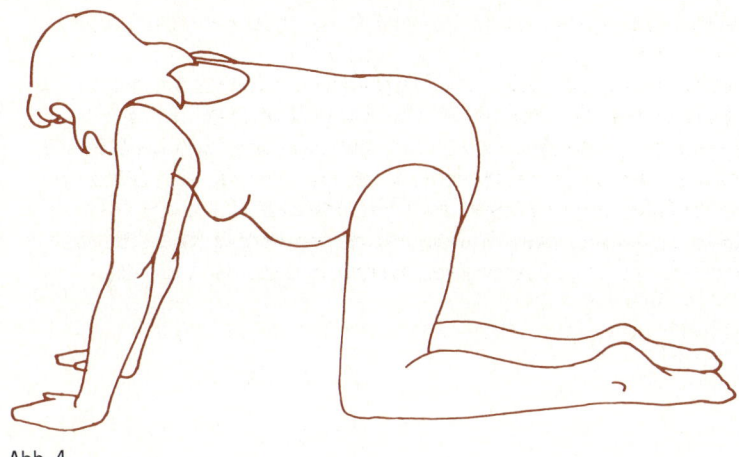

Abb. 4

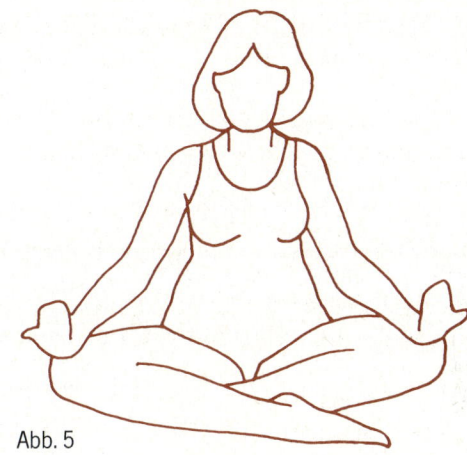

Abb. 5

Sitzen

Die übliche Position ist am ungünstigsten, weil dabei die Wirbelsäule nicht gestützt wird (z. B. beim Sitzen auf einem Hocker). Es gibt verschiedene geeignete Sitzpositionen:

- »Schneidersitz« mit geradem Rücken, abgewinkelten und nach unten gerichteten Knien, die Fersen nahe am Unterleib (Abb. 5). Diese Lage ist sehr günstig, falls man die Wirbelsäule nicht zu sehr nach vorne neigt.
- Mit gestreckten Beinen auf dem Boden sitzen und den unteren Rückenabschnitt mit einigen »bumerangförmig« angeordneten Kissen stützen (Abb. 6).

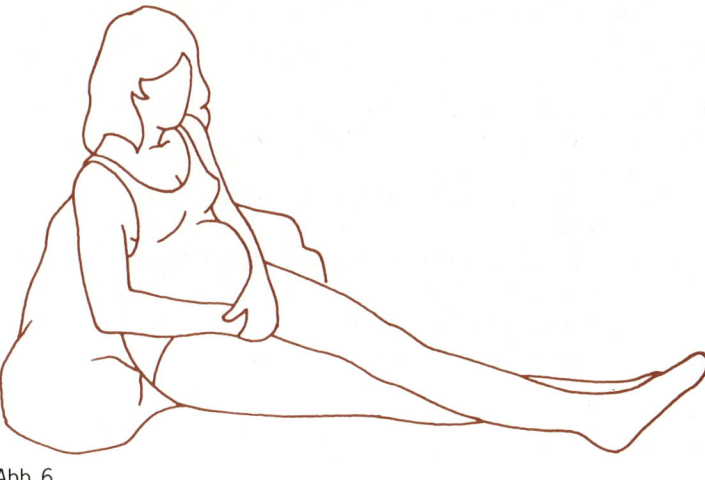

Abb. 6

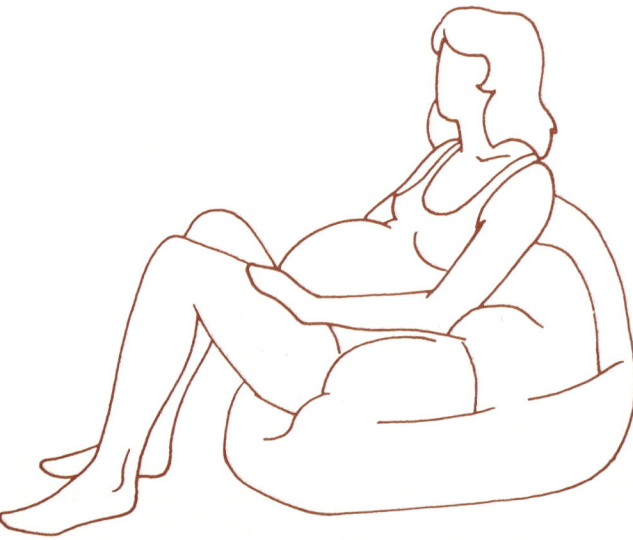

Abb. 7

– Auf einem formlosen Riesenkissen sitzen
  (Abb. 7).
– Auf einem normalen Stuhl sitzen, dabei die
  Wirbelsäule aber richtig an der Stuhllehne
  abstützen. Ein kleines Kissen unter die Len-
  denwirbelsäule schieben.

Liegen

Die Seitenlage ist besonders geeignet, sei es für ein kurzes
Ausruhen oder für den Nachtschlaf. Meist findet man es
bequem, wenn ein Kissen oder Polster das obenliegende Knie
und gegebenenfalls ein zweites den Lendenbereich abstützt, so
daß der Rücken nicht zu sehr im Bett versinkt (Abb. 8). Die
Rückenlage kann dazu führen, daß die großen Blutgefäße, die
unter der Gebärmutter liegen, zusammengedrückt werden.

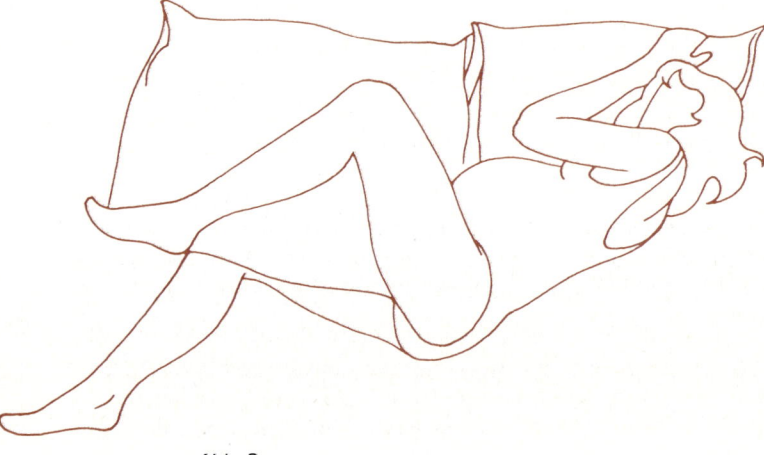

Abb. 8

Aufstehen vom Bett

Nicht zu schnell aus dem Liegen aufsetzen oder aus dem Sitzen aufstehen, da dies die Bauchmuskulatur stark beansprucht (Abb. 9a, b und c).

Von der Rücken- in die Seitenlage wechseln, indem man eine Schulter über die andere hochdreht und die Knie anzieht. Beine zum Bettrand verlagern, mit den Armen abstützen, Gesäßmuskulatur anspannen und die Beine in einer weichen, ausgeglichenen Bewegung über die Bettkante gleiten lassen.

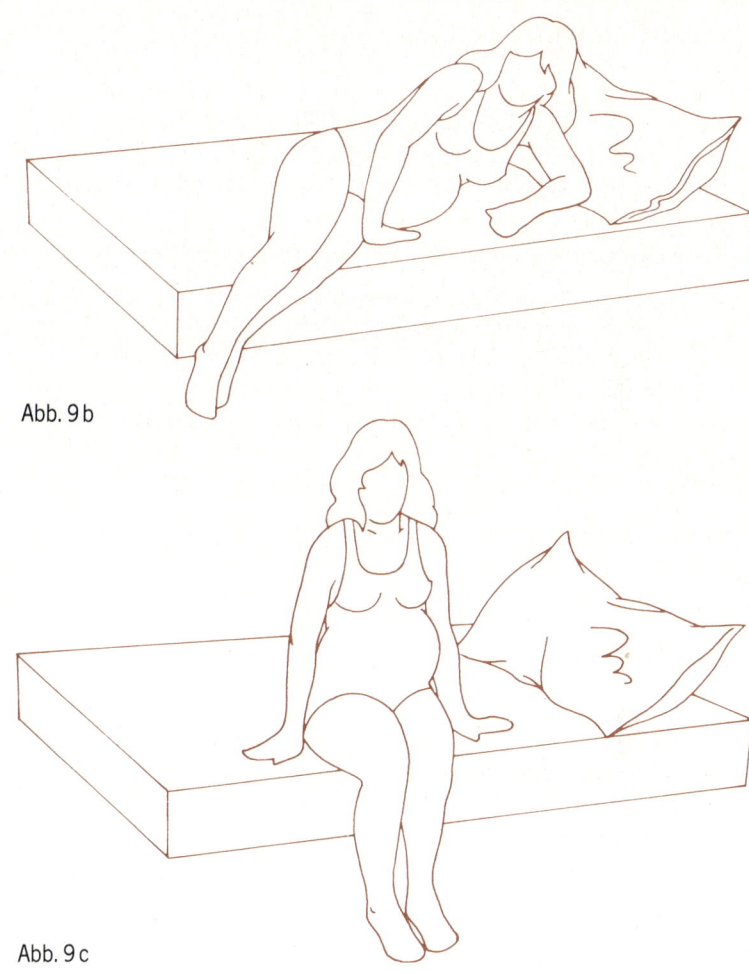

Abb. 9 b

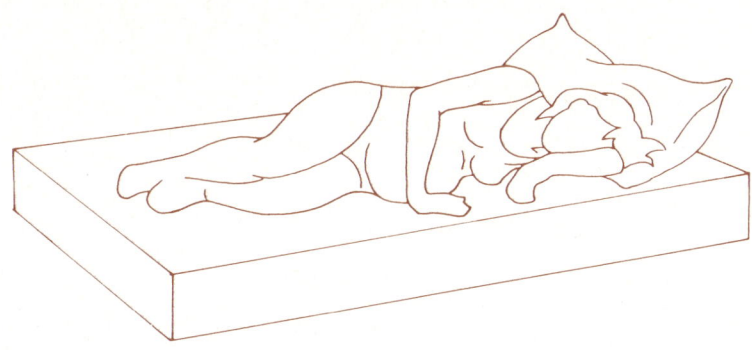

Abb. 9 a

Abb. 9 c

Liebesstellungen

Der Geschlechtsverkehr ist bis in ein weit fortgeschrittenes
Schwangerschaftsstadium hinein möglich, soweit der Arzt
nicht aus bestimmten Gründen davon abrät. Vom 4. bis 5.
Schwangerschaftsmonat an sollte eine geeignete Position eingenommen werden:

- Der Mann ist über der Frau, ohne daß sein Gewicht
  den mütterlichen Bauch belastet. Dazu muß er sich
  auf die Arme stützen (Abb. 10 a).
- Die Frau liegt oder sitzt über dem Mann (Abb. 10 b).
- Beide in Seitenlage, sich gegenüberliegend.
- Verkehr von hinten, im Liegen oder auf den Knien
  (Abb. 10 c und d).

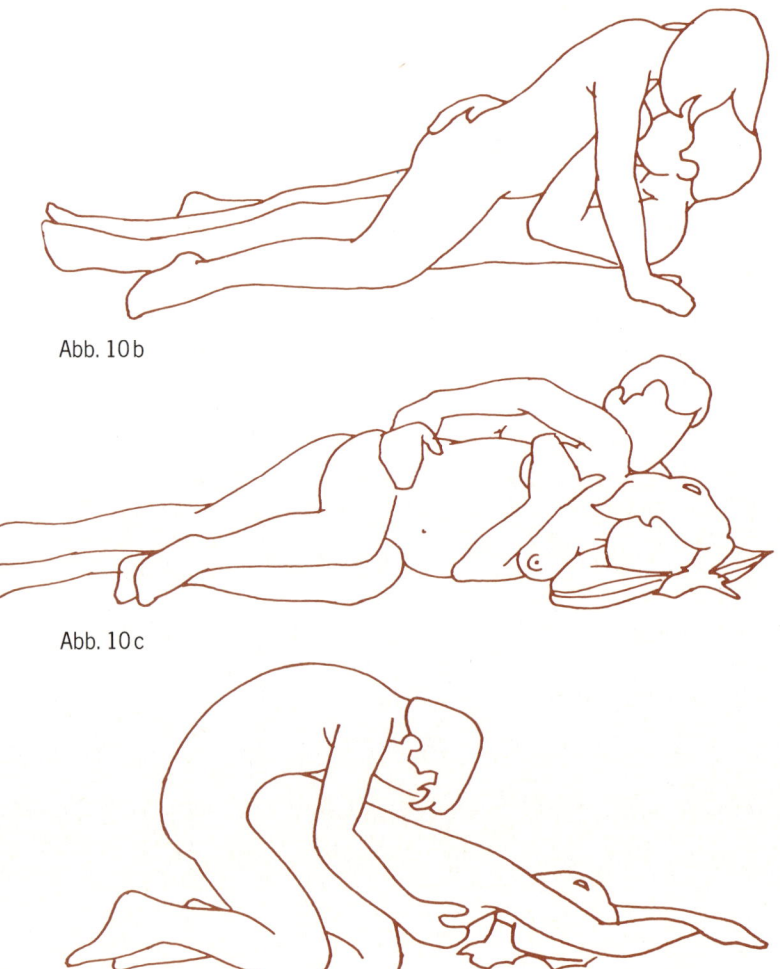

Abb. 10 b

Abb. 10 c

Abb. 10 a

Abb. 10 d

Gymnastische Übungen

Grundpositionen

1. Aufrechte Haltung (Stehen) (Abb. 11)

Darunter versteht man:

– Gerade stehen, Rücken an einer Wand abstützen.
– Die Füße etwa zwei Handbreit auseinander stellen, sie
  haben soviel Abstand von der Wand, daß man sich setzen
  könnte, wenn man mit dem Rücken nach unten rutscht.
– Kniegelenke entspannen.
– Arme locker seitlich herabhängen lassen.
– Schultern hängen lassen; sie sollen die Wand nur leicht
  berühren.

2. »Schneidersitz« (Abb. 12)

– Sitzen mit geradem Rücken und gebeugten Knien.
– Fußsohlen aneinanderlegen, Fersen dem Körper so weit
  nähern, wie es noch bequem möglich ist.
– Hände auf den Füßen ruhen lassen.

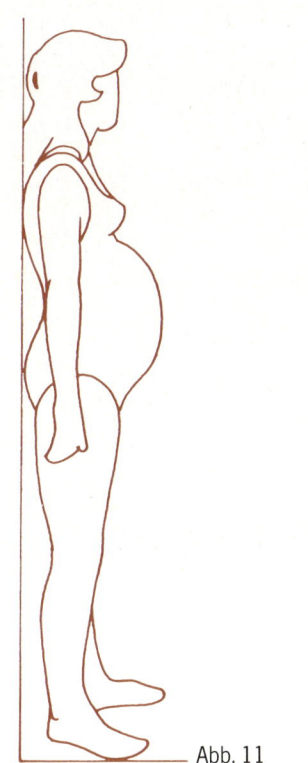

Abb. 11

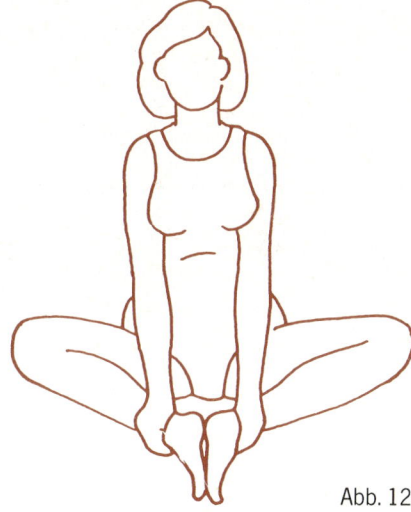

Abb. 12

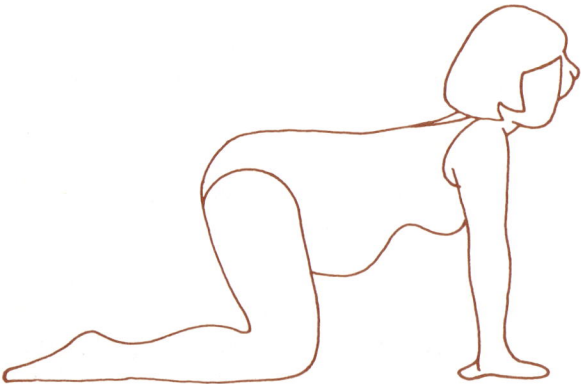

Abb. 13

4. Rückenlage (Abb. 14)

– Körper ausstrecken, Gesicht nach oben.
– Rücken flach auf den Boden.
– Beine anziehen oder strecken (je nach Art der Übung)
  (Abb. 14 a und 14 b).

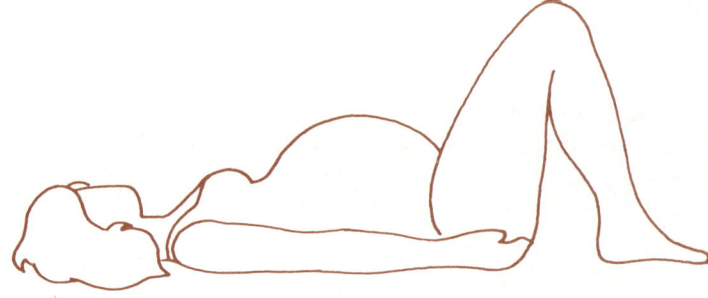

Abb. 14 a

3. »Vierfüßlerstand« (Abb. 13)

– Auf »allen Vieren« stehen.
– Knie und Hände am Boden abstützen.
– Rücken gerade, Kopf hoch.

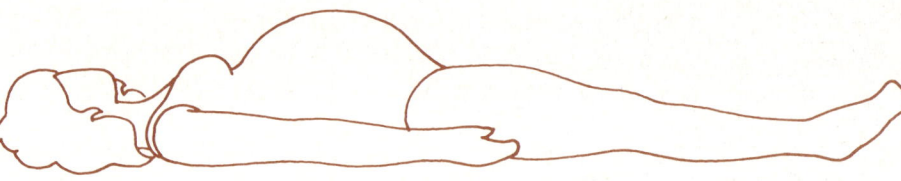

Abb. 14 b

Übungen im Stehen

Ziel: Diese Übungen verbessern Haltung und körperliches Gleichgewicht der Schwangeren. So wird vermieden, daß das Gewicht des Kindes ausschließlich den unteren Teil der Wirbelsäule belastet, was zu Schmerzen führen kann (Lumbalgie).

Durch die verbesserte Haltung wird das Gewicht nach vorne verlagert. Die Bauchmuskulatur wird gekräftigt, die Wirbelsäule gestreckt.

Grundposition: Stehen

Übungen

1. Korrektur der Haltung (Abb. 15)

Ausgangsposition: Stehen.

– Unteren Halsbereich (Genick) strecken, Kinn entspannen und senken: Es ist, als wäre am Nacken ein Seil befestigt, das wie bei einer Marionette den Kopf nach oben zieht.
– Bauch herausstrecken, dabei den rückwärtigen Teil der Taille leicht von der Wand lösen (eine Handbreit).
Diese Stellung einige Minuten lang beibehalten.

2. Beugung der Wirbelsäule I (Abb. 16)

Ausgangsposition: Stehen (Rücken gerade, Beine spreizen, Arme seitlich am Körper herabhängen lassen).

– Arme heben, dabei einatmen (Abb. 16a).
– Den ganzen Körper strecken, besonders die Wirbelsäule.
– Rumpf nach vorne beugen und versuchen, mit den Fingerspitzen den Boden zu berühren. Dabei ausatmen (Abb. 16b).
Diese Übung langsam und nicht zu heftig ausführen.

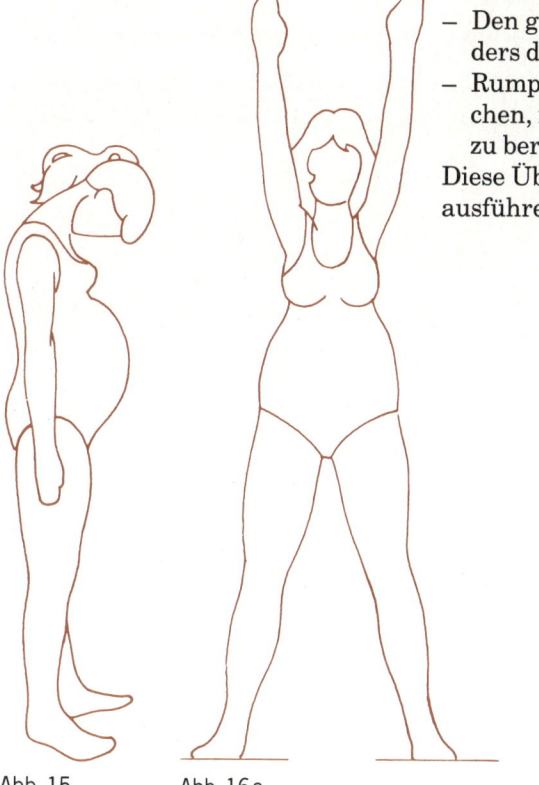

Abb. 15   Abb. 16a   Abb. 16b

3. Beugung der Wirbelsäule II (Abb. 17)

Ausgangsposition: Stehen (Abb. 17 a).

– Arme in die Höhe strecken, Körper strecken, dabei einatmen.
– Rumpf nach vorne beugen, Knöchel mit den Händen umfassen, Beine gestreckt lassen. Dabei ausatmen (Abb. 17 b).

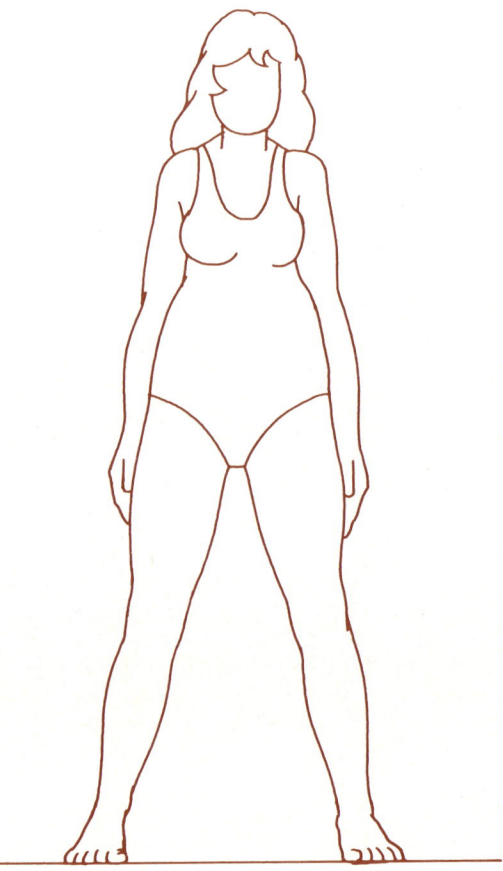

Abb. 17 a

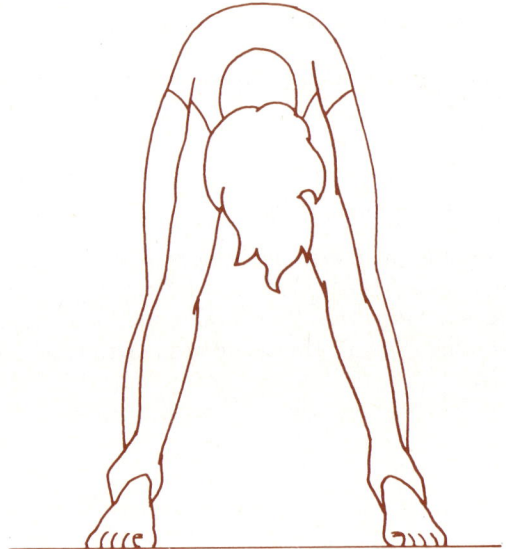

Abb. 17 b

4. Armübungen (»Windmühlenflügel«) (Abb. 18)

Ausgangsposition: Stehen.

– Linken Arm nach vorne anheben, dabei einatmen (Abb. 18a).
– Arm senkrecht über den Kopf in die Höhe strecken, dabei ausatmen (Abb. 18b).
– Arm nach hinten herabfallen lassen (Abb. 18c).
– Die gleiche Übung mit dem rechten Arm wiederholen.
– Die Bewegungen beider Arme kombinieren und die Atmung anpassen.

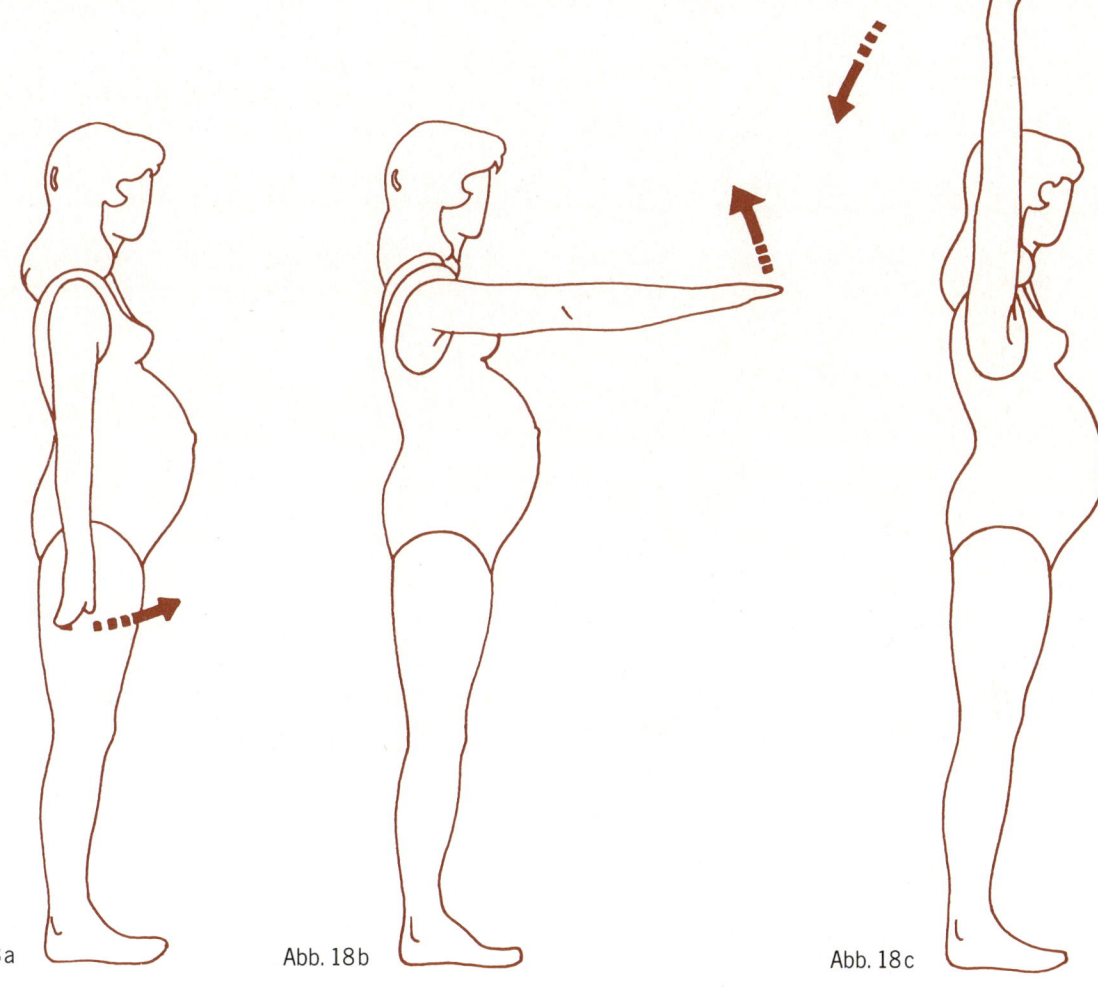

Abb. 18a   Abb. 18b   Abb. 18c

5. Beinübungen I (Abb. 19)

Ausgangsposition: Stehen, Hände auf eine Stuhllehne stützen, Arme durchstrecken (Abb. 19 a).

– Einatmen.
– In die Hocke gehen, Rücken beugen, dabei ausatmen (Abb. 19 b).

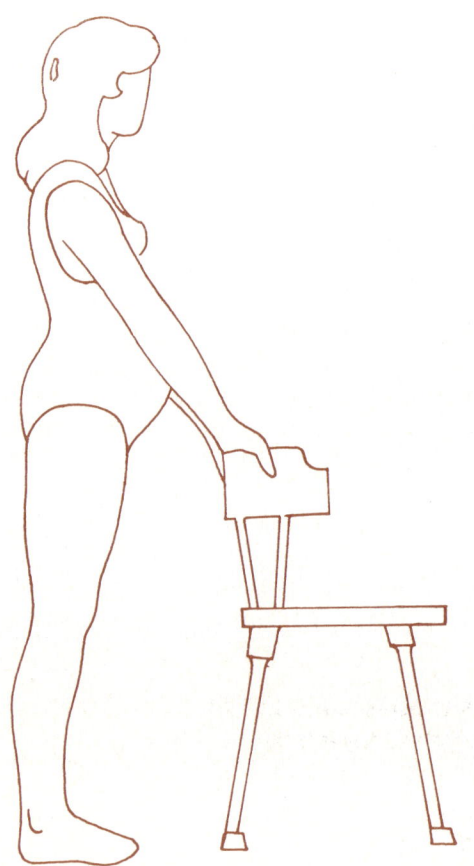

Abb. 19 a

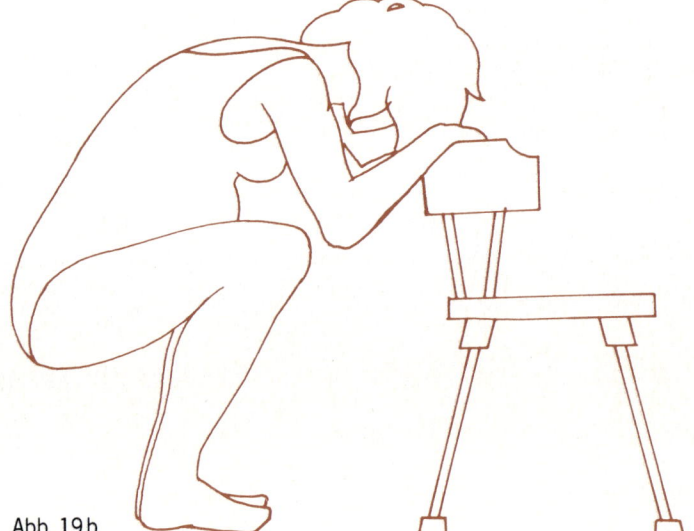

Abb. 19 b

6. Beinübungen II (Abb. 20)

Ausgangsposition: Stehen, jedoch weniger breitbeinig, mit der linken Hand an einem festen Punkt abstützen (z. B. Stuhl, Stange usw.) (Abb. 20a).

— Bein seitlich abgrätschen, dabei einatmen.
— Bein in die Ausgangsposition zurückführen und dabei ausatmen (Abb. 20b).

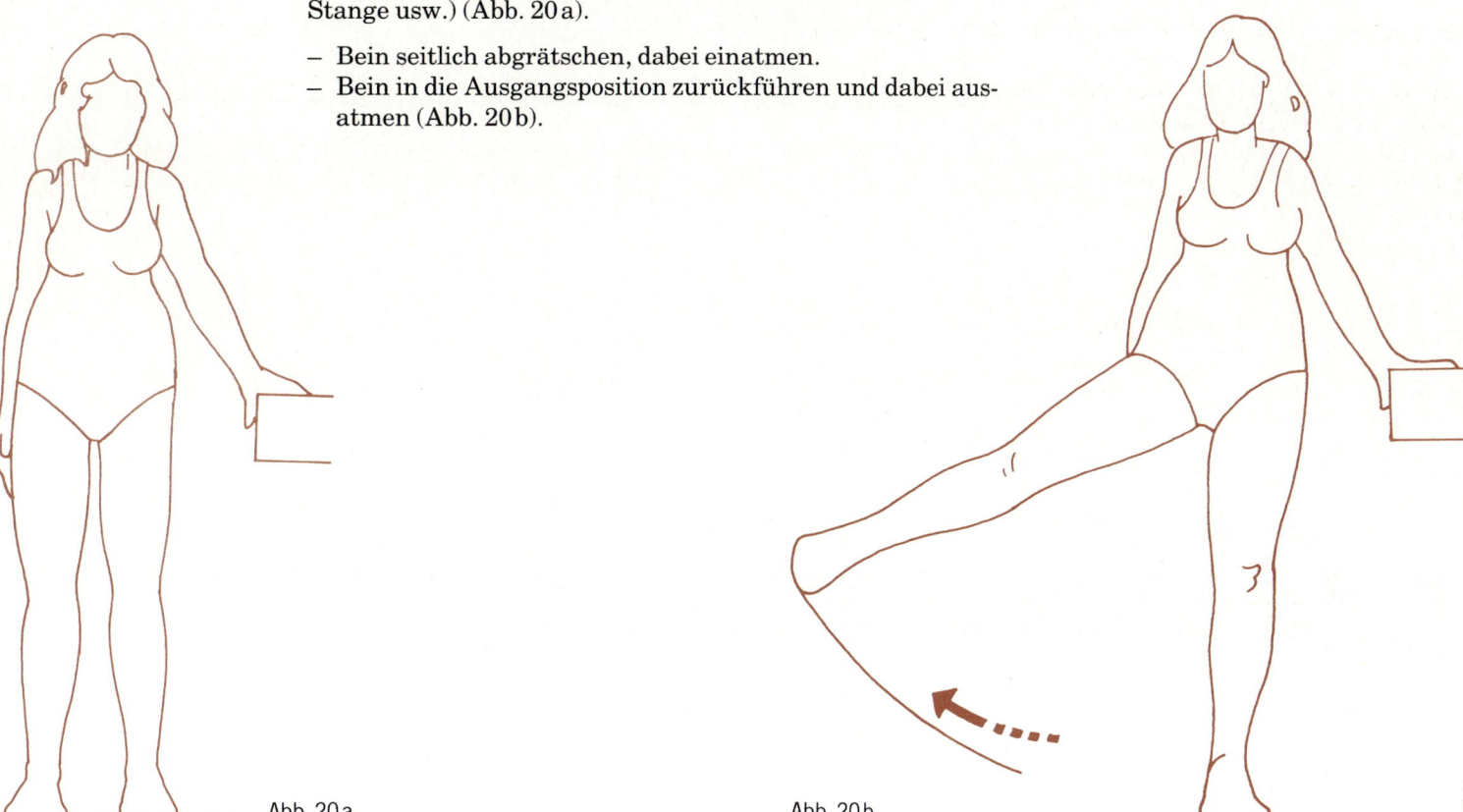

Abb. 20a   Abb. 20b

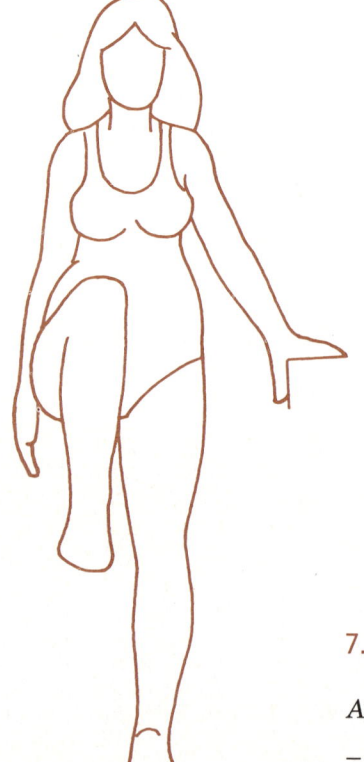

Abb. 21 a

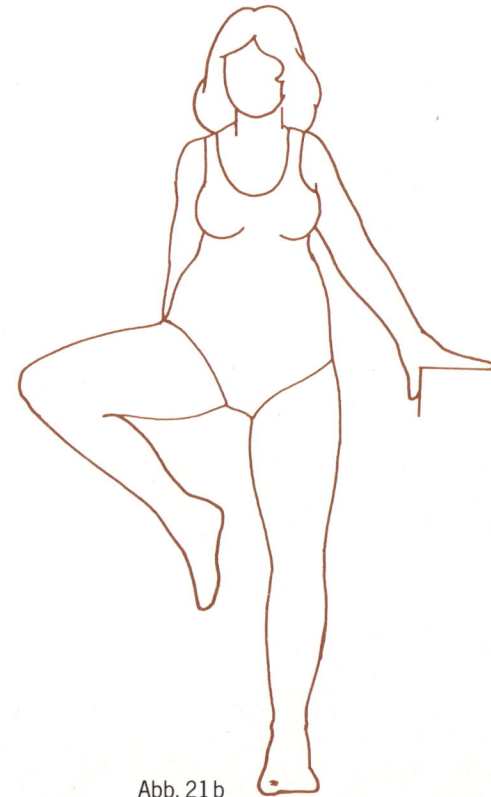

Abb. 21 b

7. Beinübungen III (Abb. 21)

Ausgangsposition: Stehen mit nur etwas gespreizten Beinen.

– Knie beugen, Bein nach vorn anheben, dabei einatmen
  (Abb. 21 a).
– Bein zur Seite führen, dabei dreimal ausatmen (Abb. 21 b).
– Bein nach vorne zurückführen, dabei erneut einatmen.
– Bein absetzen und in die Ausgangsposition zurückkehren,
  ausatmen.

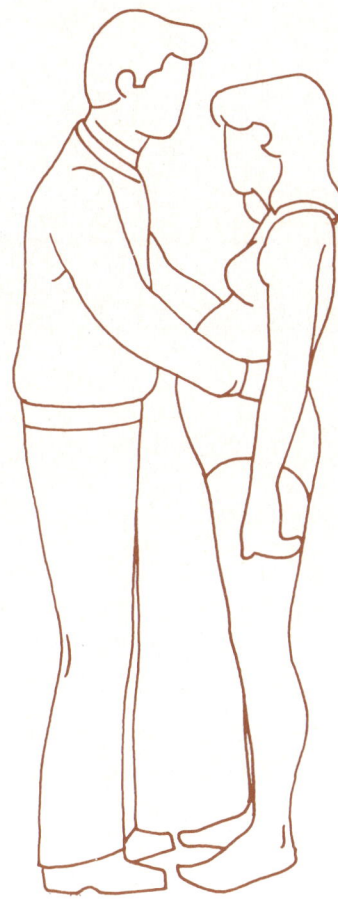

Abb. 22a

8. Beckenschwingen I (Abb. 22)

Ausgangsposition: Stehen.

– Eine Hilfsperson stellt sich vor die Schwangere und legt die
  Hände auf deren Hüfte (Abb. 22a).
– In den Händen der Hilfsperson schwingt die Schwangere
  mit dem Becken mehrmals leicht nach vorne und nach
  hinten (Abb. 22b).

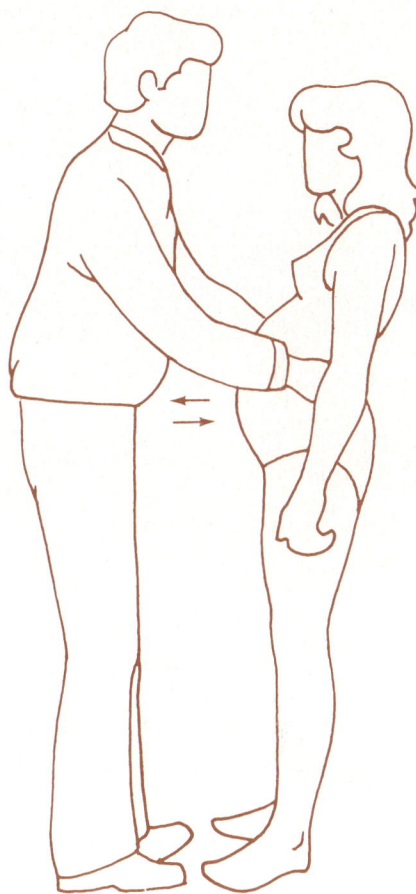

Abb. 22b

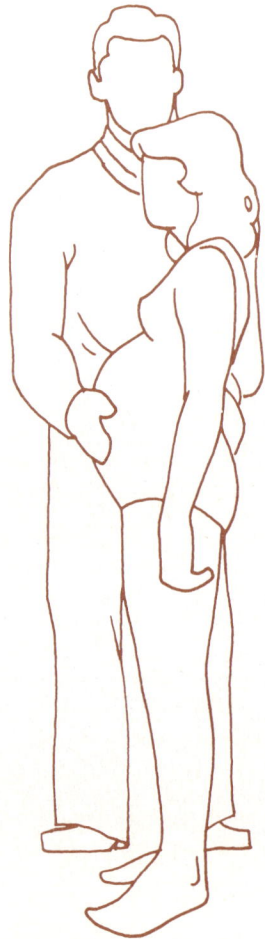

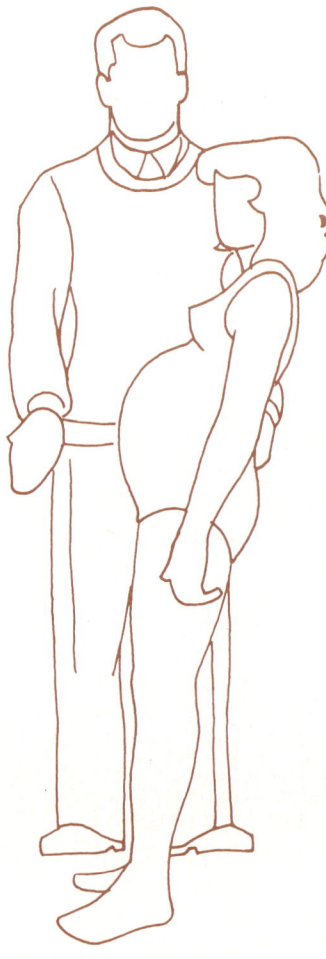

9. Beckenschwingen II (Abb. 23)

Ausgangsposition: Stehen.

- Eine Hilfsperson stellt sich neben die Schwangere und legt eine Hand auf den Lendenbereich des Rückens, die andere Hand auf ihren Unterleib (Abb. 23 a).
- Die Schwangere beginnt wieder mit der schwingenden Bewegung und stößt sich abwechselnd an der Hand an ihrem Rücken und danach an der Hand an ihrem Bauch ab (Abb. 23 b).

Abb. 23 a

Abb. 23 b

Übungen für Becken und Damm

Ziel: Diese Übungen sollen die Muskulatur des Dammes und der Oberschenkelinnenseite kräftigen, gleichzeitig die Beckengelenke lockern und damit die Beweglichkeit des Beckens verbessern.

Grundpositionen:

- »Schneidersitz« (Abb. 24).
- »Vierfüßlerstand« (Abb. 25).
- Rückenlage (Abb. 26).

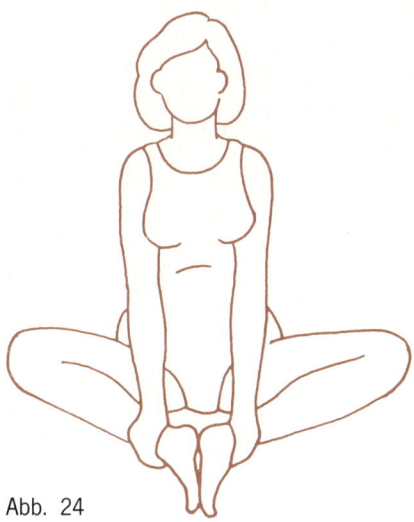

Abb. 24

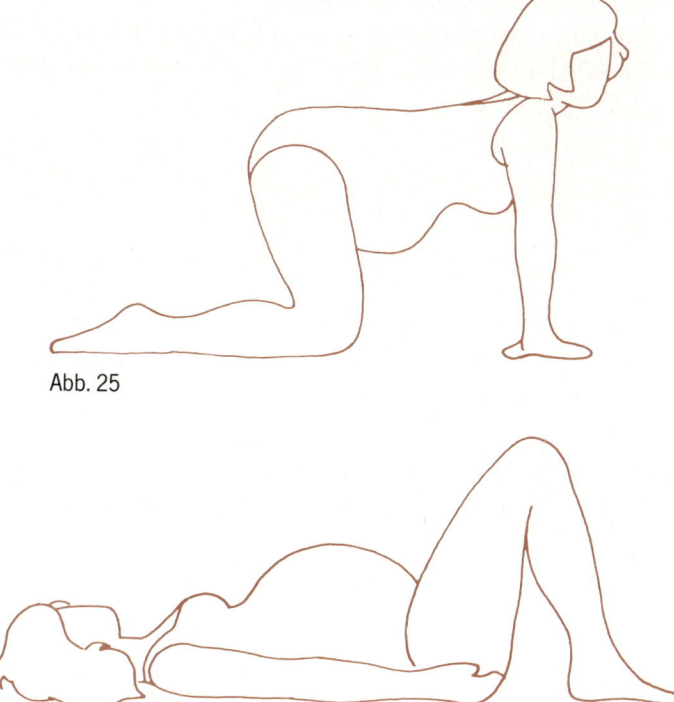

Abb. 25

Abb. 26

Übungen im »Schneidersitz«

1. Knieschaukeln (Abb. 27)

Ausgangsposition: »Schneidersitz«.

– Knie durch Anspannung der Beinmuskulatur auf- und
abwärtsbewegen; bei der Abwärtsbewegung versuchen, den
Boden mit den Knien zu berühren.
– Die gleiche Übung wiederholen, aber dabei mit den Händen
die Knie hinunterdrücken.
– Normal atmen.

2. Rumpfpendeln (Abb. 28)

Ausgangsposition: »Schneidersitz«.

– Mit dem Rumpf von einer Seite zur anderen pendeln.
– Normal atmen.

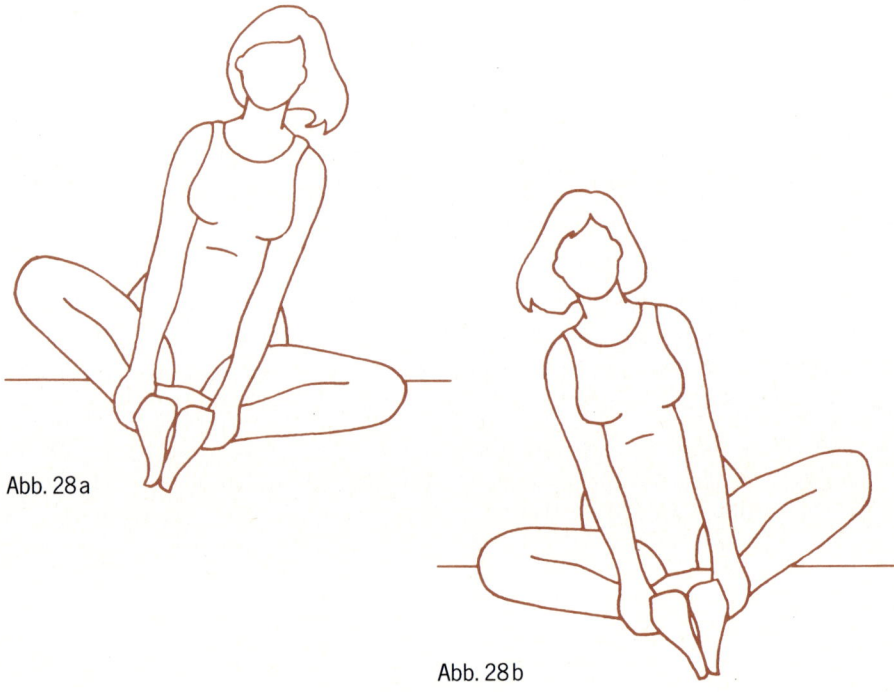

Abb. 28 a

Abb. 28 b

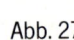

Abb. 27

3. Aufrichten der Wirbelsäule (Abb. 29)

Ausgangsposition: »Schneidersitz«.

– Mit erhobenem Kopf einatmen und den Rücken strecken,
  Hände hinter dem Rücken anfassen und die Arme strecken.
  Bis fünf zählen (Abb. 29 a).
– In die Ausgangsposition zurückkehren, dabei langsam aus-
  atmen (Abb. 29 b).

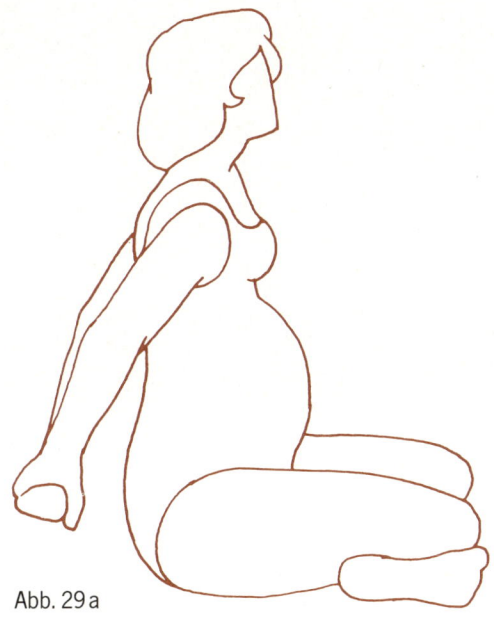

Abb. 29 a

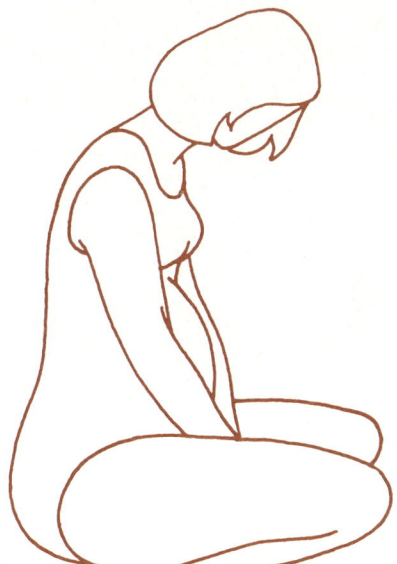

Abb. 29 b

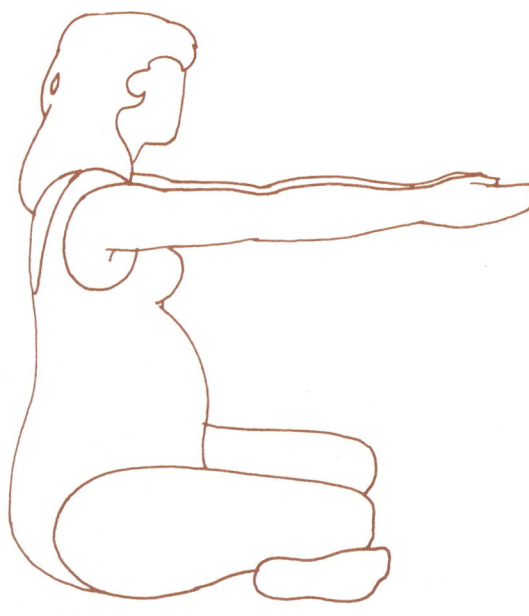

Abb. 30 a

4. Strecken der Wirbelsäule I (Abb. 30)

Ausgangsposition: »Schneidersitz«.

– Arme nach vorne strecken, dabei einatmen (Abb. 30 a).
– Oberkörper nach vorne neigen, als wolle man mit der Nase den Boden berühren, dabei ausatmen (Abb. 30 b).

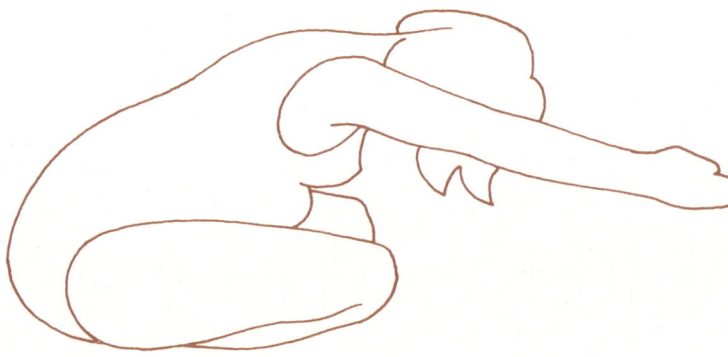

Abb. 30 b

5. Strecken der Wirbelsäule II (Abb. 31)

Ausgangsposition: Sitzen mit gespreizten Beinen und
gestreckten Knien (Abb. 31 b).

— Arme in die Höhe heben, dabei einatmen (Abb. 31 b).
— Rumpf beugen, mit den Händen versuchen, die Zehen eines
  Fußes zu berühren, dabei ausatmen (Abb. 31 c).

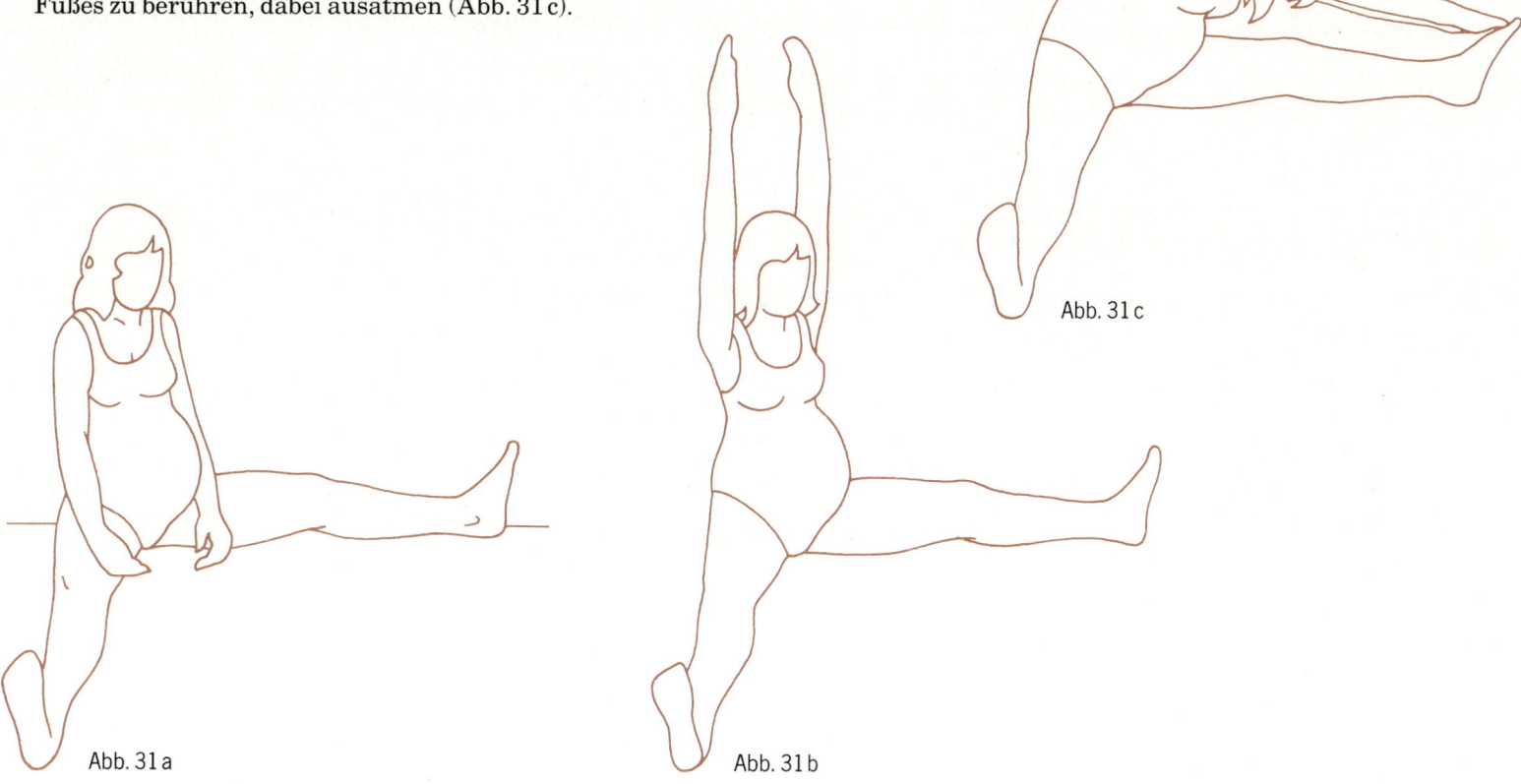

Abb. 31 c

Abb. 31 a

Abb. 31 b

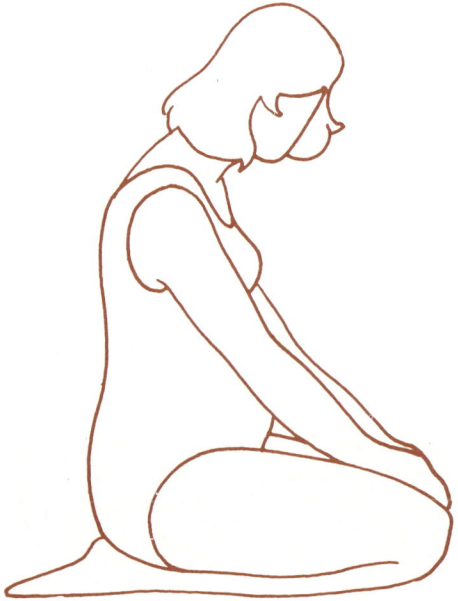

Abb. 32 a

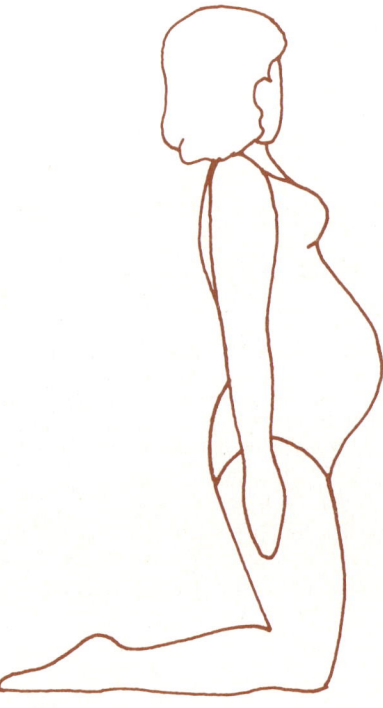

6. Lockerung des Beckens I (Abb. 32)

Ausgangsposition: Auf den Fersen sitzen, Hände auf die Knie legen (Abb. 32 a).

– Körper schwungvoll zum Knien aufrichten, dabei Gesäßmuskulatur anspannen und einatmen (Abb. 32 b).
– Langsam in die Ausgangsposition zurückkehren, dabei ausatmen.

Abb. 32 b

7. Lockerung des Beckens II (Abb. 33)

Ausgangsposition: Auf den Fersen sitzen, Hände auf die Knie legen.

- Körper aufrichten, Gesäßmuskulatur anspannen, Arme in die Höhe strecken, dabei einatmen.
- Ausatmen, dabei in die Ausgangsposition zurückkehren.

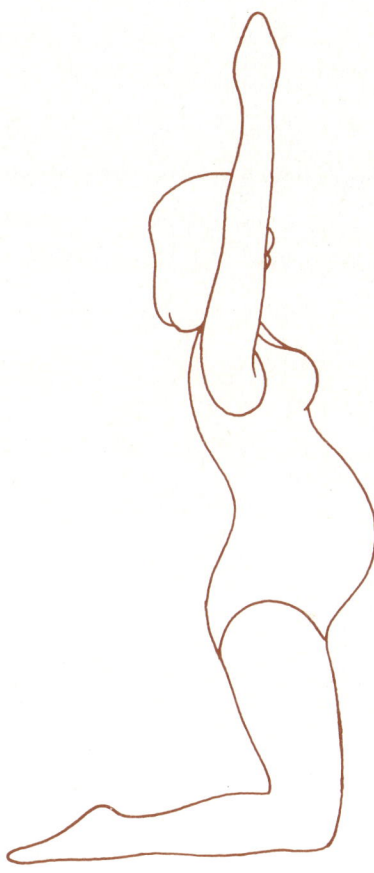

Abb. 33

Übungen im »Vierfüßlerstand«

1. Beckenschwingen I **(von vorne nach hinten)** (Abb. 34)

Ausgangsposition: »Vierfüßlerstand«.

- Kopf anheben, Bauch entspannen und Rücken strecken (kein Hohlkreuz machen), dabei einatmen (Abb. 34 a).
- Kopf senken, Bauch anspannen, einen runden Rücken machen und dabei ausatmen. 10 Sekunden in dieser Stellung verweilen (Abb. 34 b).
- Ein- und ausatmen, dabei Bauch- und Rückenmuskulatur entspannen.

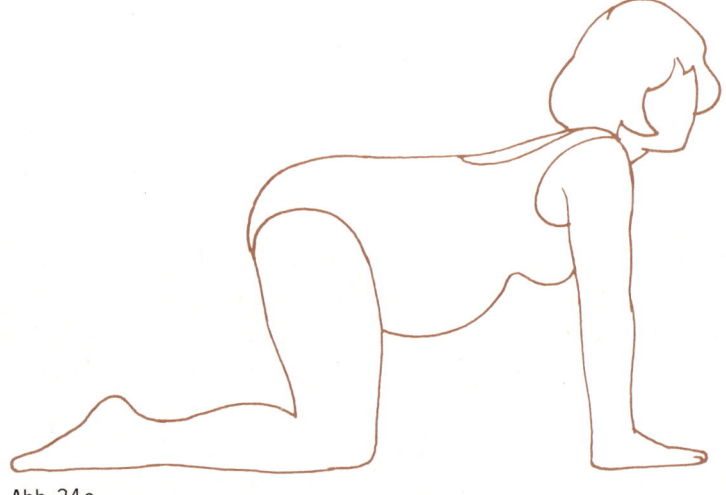

Abb. 34 a

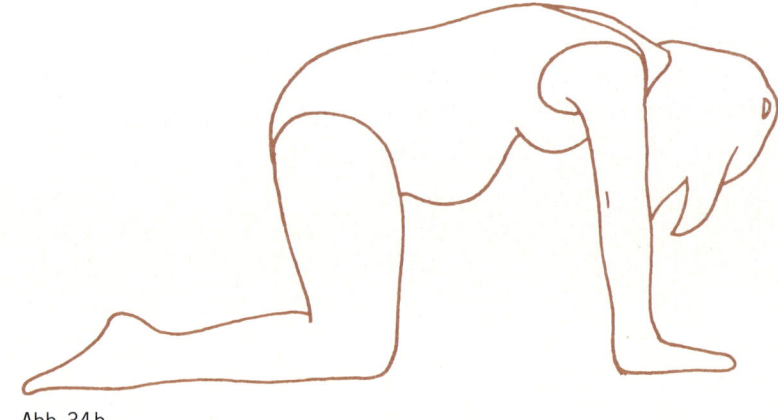

Abb. 34 b

2. Seitliches Beckenschwingen II (Abb. 35)

Ausgangsposition: »Vierfüßlerstand«.

- Körper in einer langsamen Drehbewegung zur linken Seite
  wenden, dabei den Bauch einziehen und einatmen (Abb. 35 a).
- In die Ausgangsposition zurückkehren, dabei ausatmen
  (Abb. 35 b).
- Die gleiche Übung mit Drehung zur rechten Seite wieder-
  holen.

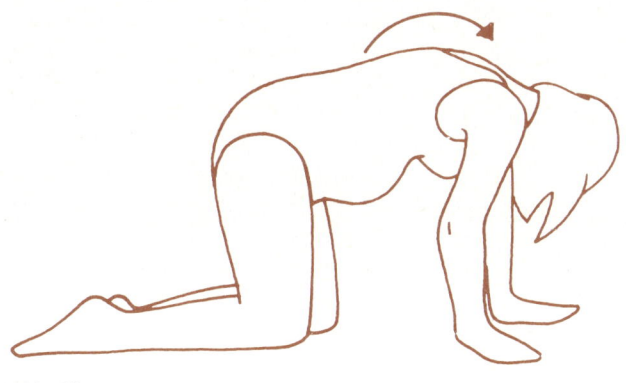

Abb. 35 a

Abb. 35 b

Übungen in der Rückenlage

1. Beckenschwingen (Abb. 36)

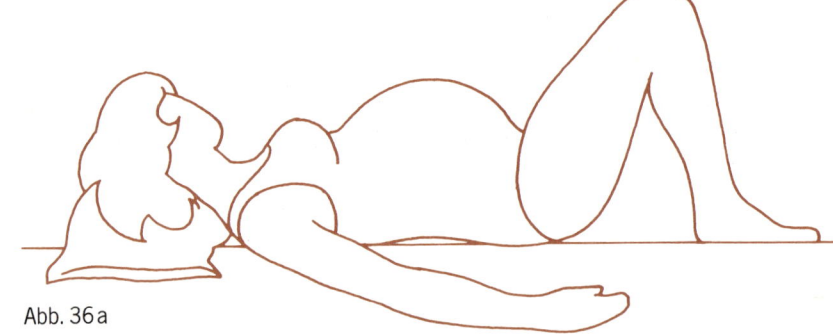
Abb. 36 a

Ausgangsposition: Rückenlage mit gebeugten Knien (Abb. 36 a).

- Einatmen, dabei den Lendenbereich vom Boden abheben, ohne das Gesäß anzuheben. Gleichzeitig wird der Bauch mit angehoben (Abb. 36 b).
- Lendenbereich gegen den Boden drücken und Bauch einziehen, dabei ausatmen (Abb. 36 c).

Diese Position fünf bis zehn Sekunden beibehalten.

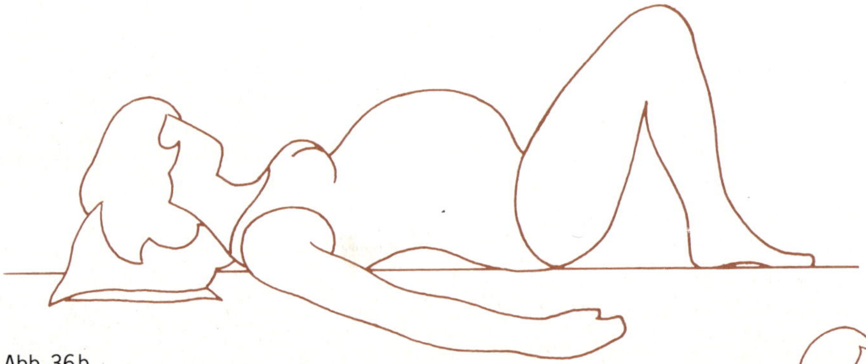

Abb. 36 b

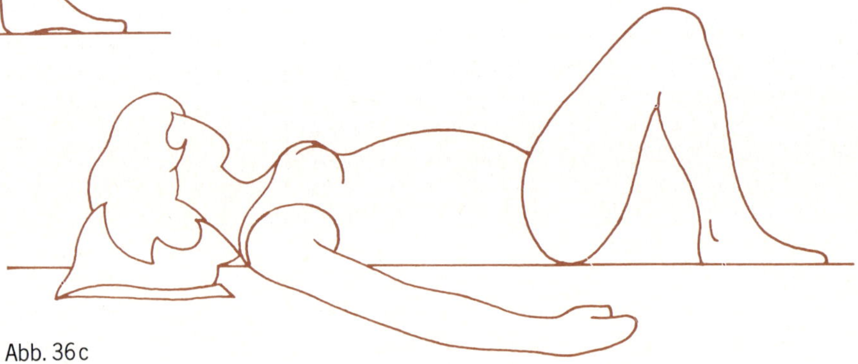

Abb. 36 c

2. Anheben des Beckens (Abb. 37)

Ausgangsposition: Rückenlage mit angezogenen Beinen.

– Einatmen, dabei den Rücken und das Gesäß vom Boden
  abheben. Mit Händen und Füßen abstützen.
– Ausatmen, dabei langsam in die Ausgangsposition zurückkehren.

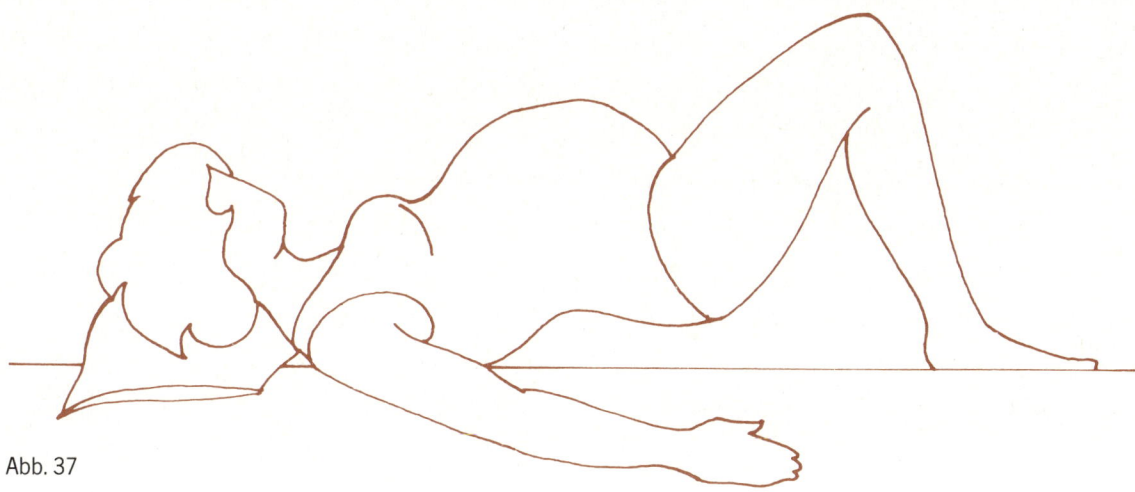

Abb. 37

3. Lockerungsübungen für das Becken I (Abb. 38)

Ausgangsposition: Rückenlage mit gestreckten Beinen (Abb. 38a).

– Mit der linken Hand das linke Knie fassen und das
  Bein zweimal beugen (Abb. 38b).
– Knie loslassen, Bein strecken. Knie nochmals beu-
  gen, bevor man in die Ausgangsposition zurück-
  kehrt (Abb. 38c).
– Die gleichen Übungen mit dem rechten Bein
  durchführen.
– Normal atmen.

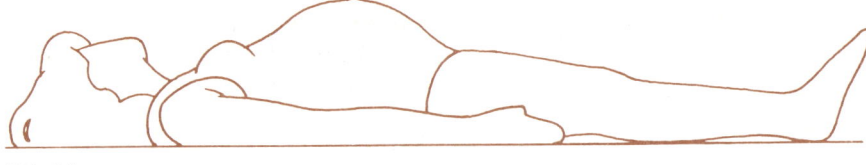

Abb. 38a

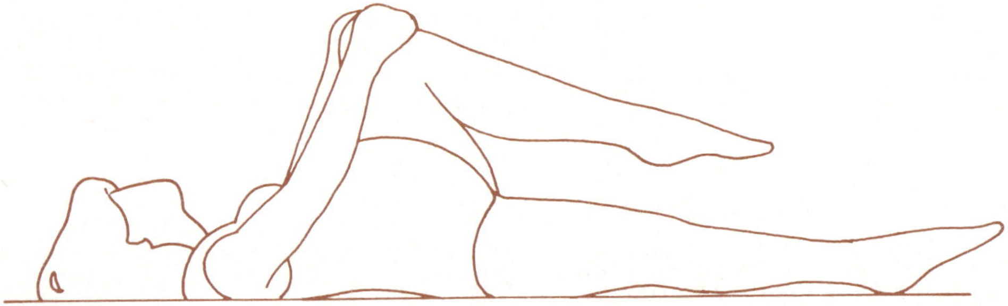

Abb. 38b

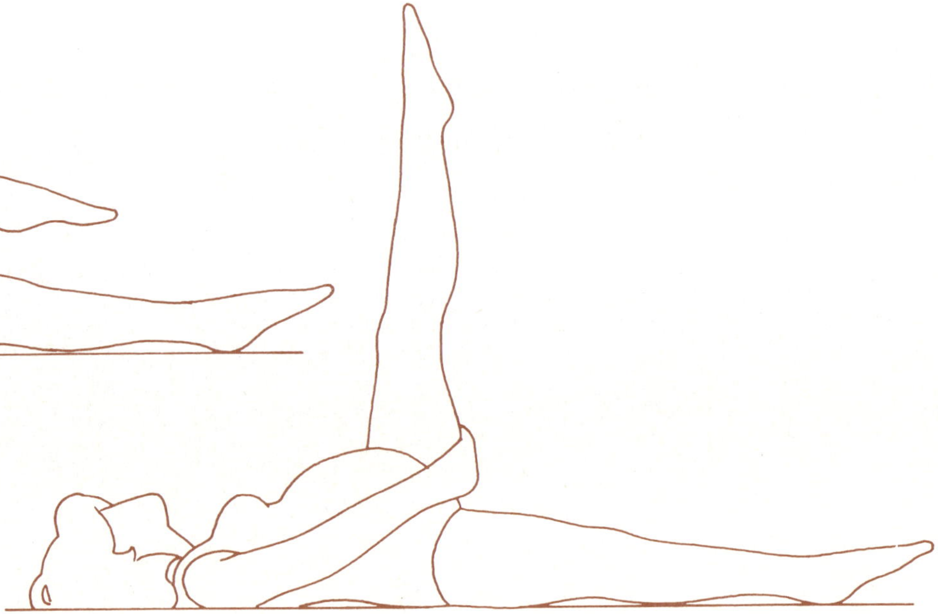

Abb. 38c

4. Lockerungsübungen für das Becken II (Abb. 39)

Ausgangsposition: Rückenlage.

– Mit der linken Hand das linke Knie umfassen (evtl. mit
  beiden Händen), beugen und zur Seite ziehen (Abb. 39 a).
– Knie loslassen, Beine strecken, Bein erneut beugen und in
  die Ausgangsposition zurückkehren (Abb. 39 b).
– Die gleichen Übungen mit dem rechten Bein durchführen.
– Normal atmen.

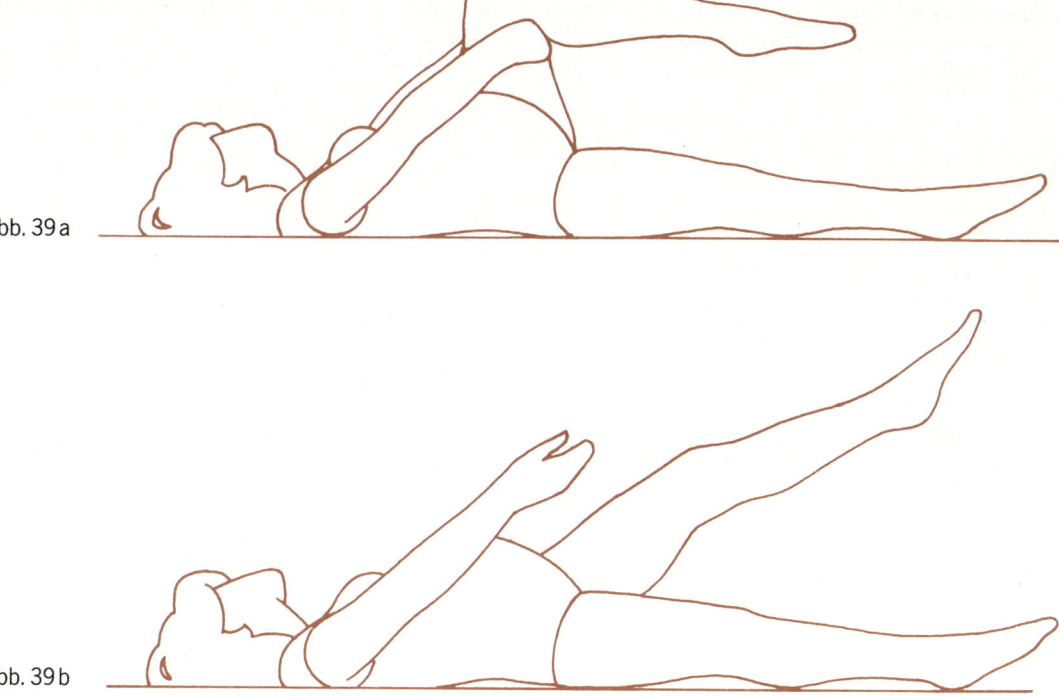

Abb. 39 a

Abb. 39 b

5. Spreizen der Oberschenkel I (Abb. 40)

Ausgangsposition: Rückenlage.

– Beine anziehen (Abb. 40 a) und dann senkrecht in die Höhe
  strecken (Abb. 40 b).
– Mit beiden Händen die Innenseiten der Oberschenkel
  fassen.
– Beine mit Hilfe der Hände allmählich spreizen. Beine dabei
  gestreckt lassen (Abb. 40 c).
– Beine mehrmals spreizen und schließen (Abb. 40 d).
– Beine schließen, Knie beugen, in die Ausgangsposition zurückkehren.

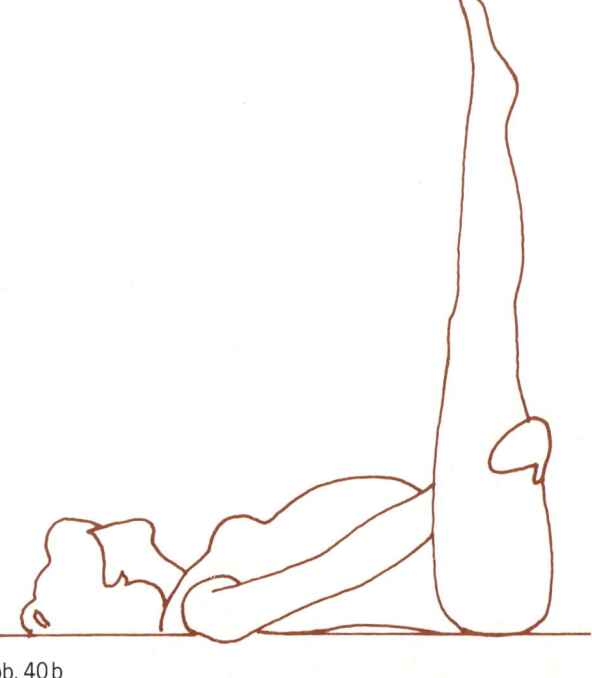

Abb. 40 b

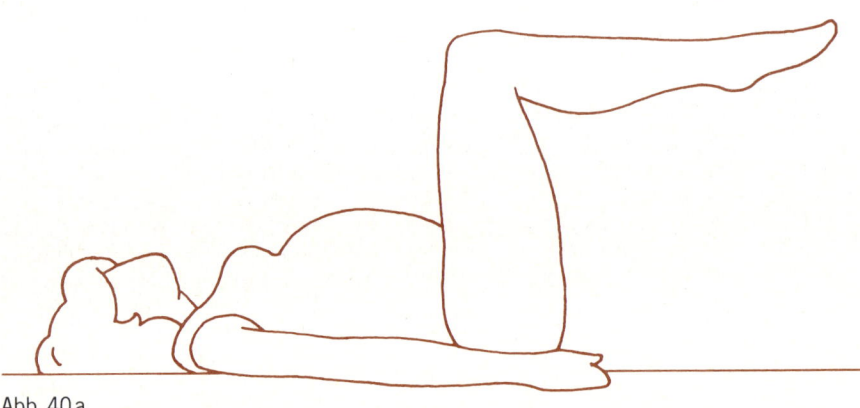

Abb. 40 a

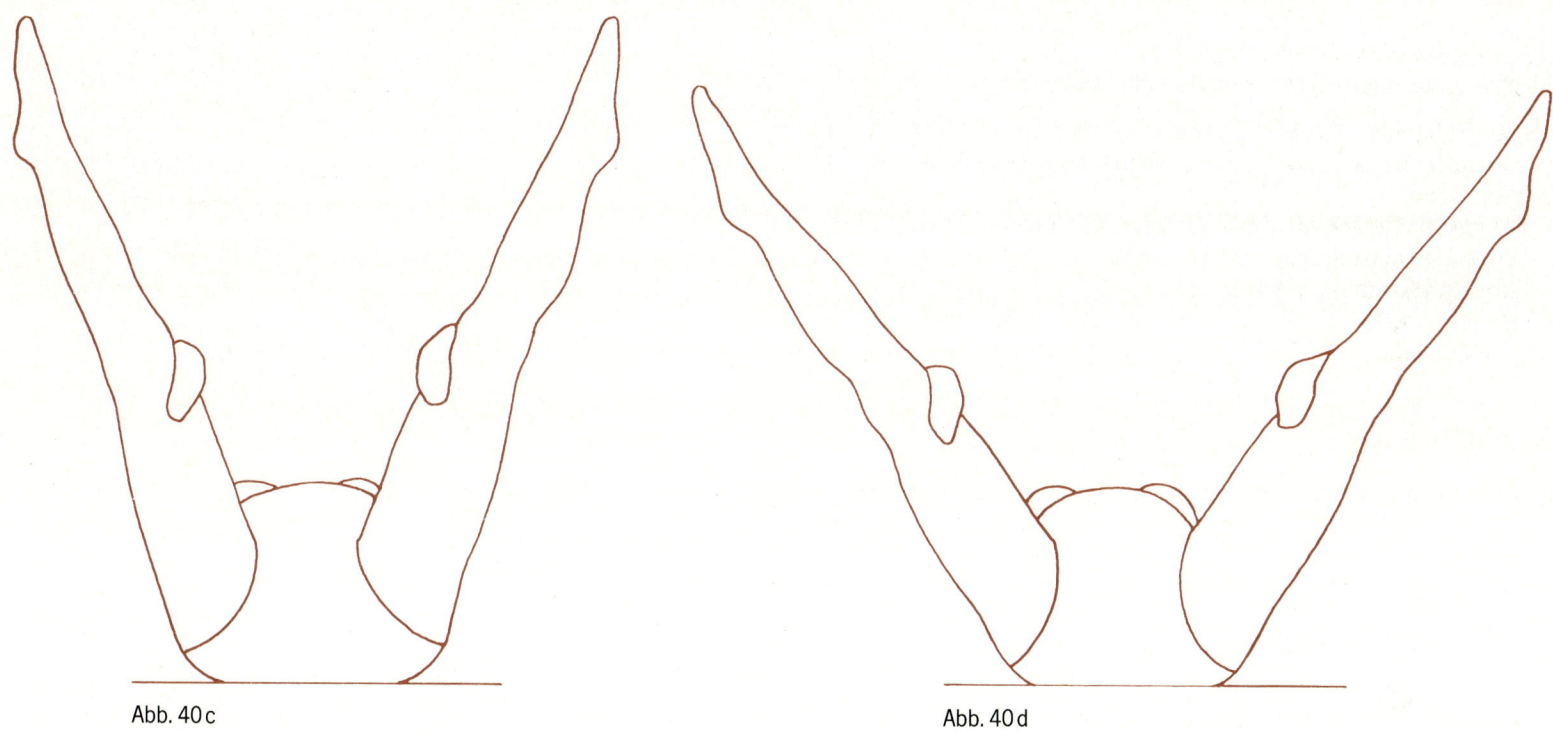

Abb. 40 c   Abb. 40 d

6. Spreizen der Oberschenkel gegen Widerstand II (Abb. 41)

Ausgangsposition: Rückenlage, Knie voll anwinkeln (anstellen), geschlossene Füße am Boden abstützen (Abb. 41 a).

– Die Hilfsperson faßt die Außenseite der Knie und hält sie so, als ob die Knie zusammengedrückt werden sollen (Abb. 41 b).
– Oberschenkel gegen den Druck der Hilfsperson spreizen. Füße geschlossen lassen (Abb. 41 b).
– Übung dreimal wiederholen.

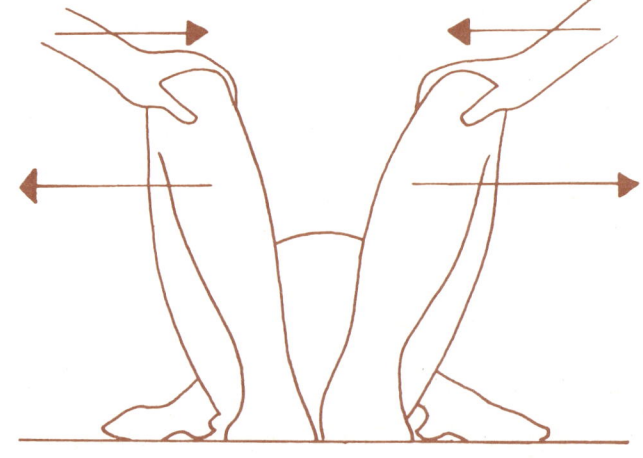

Abb. 41 b

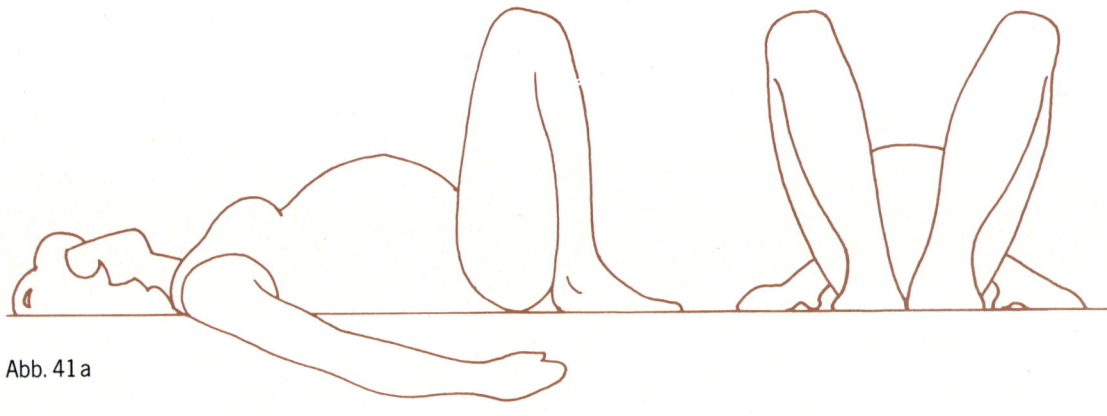

Abb. 41 a

Übungen für den Kreislauf

Ziel: Verbesserung der Blutzirkulation, besonders in den Beinen. Die Übungen vermindern die Blutstauung und verbessern die Blutversorgung des Gewebes.

Grundposition: Rückenlage.

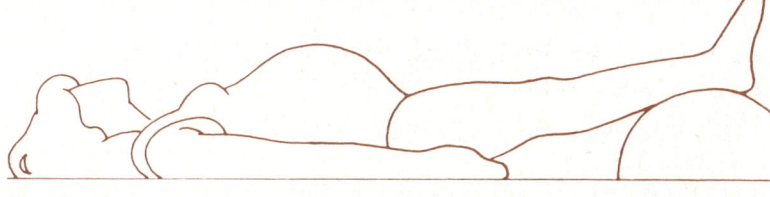

Abb. 42 a

Übungen

1. Kreislaufübungen für die Füße I (Abb. 42)

Ausgangsposition: Rückenlage, Beine ausgestreckt, Füße auf einem harten Kissen lagern (Abb. 42 a).

– Die Zehen beider Füße abwechselnd beugen und strecken (Abb. 42 b).
– Die Sprunggelenke abwechselnd beugen und strecken (Abb. 42 c).
– Die Füße abwechselnd nach außen und innen kreisen lassen (Abb. 42 d).

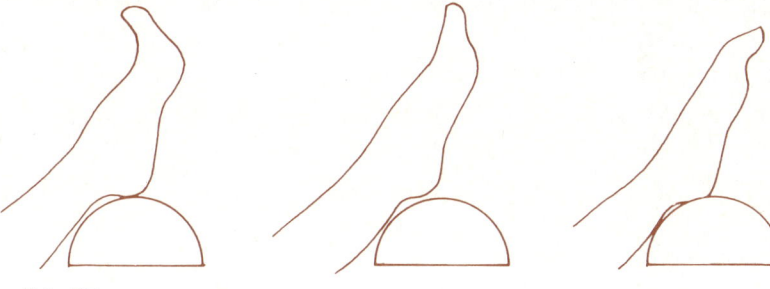

Abb. 42 b

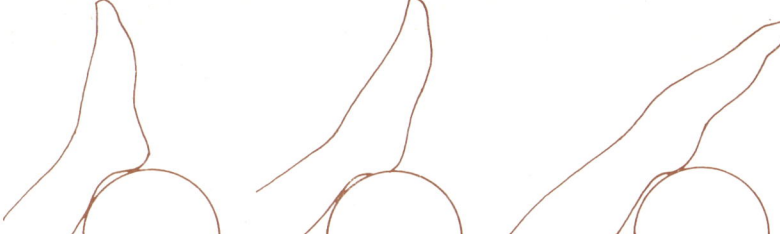

Abb. 42 c

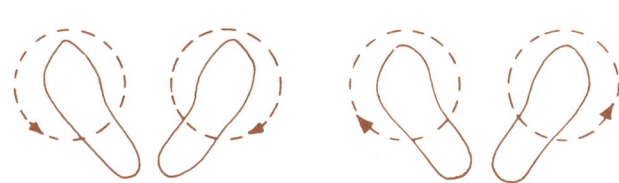

Abb. 42 d

2. Kreislaufübungen für die Füße II (Abb. 43)

Ausgangsposition: Rückenlage, Beine senkrecht in die Höhe strecken (Abb. 43 a).

– Die Zehen beider Füße abwechselnd beugen und strecken (Abb. 43 b).
– Die Sprunggelenke abwechselnd beugen und strecken.
– Die Füße abwechselnd nach außen und innen kreisen lassen (Abb. 43 c).

3. Kreislaufübungen für Beine und Füße (Abb. 44)

Ausgangsposition:Rückenlage mit gebeugten Knien, Füße auf dem Boden abstützen (Abb. 44 a).

– Rechtes Bein bis über den Bauch anziehen, dabei den Fuß gestreckt lassen (Abb. 44 b).
– Bein anheben und strecken, dabei Fußsohle waagerecht halten (Abb. 44 c).
– Sprunggelenk wiederholt beugen und strecken, also abwechselnd Spitzfußstellung und gebeugte Fußstellung einnehmen.

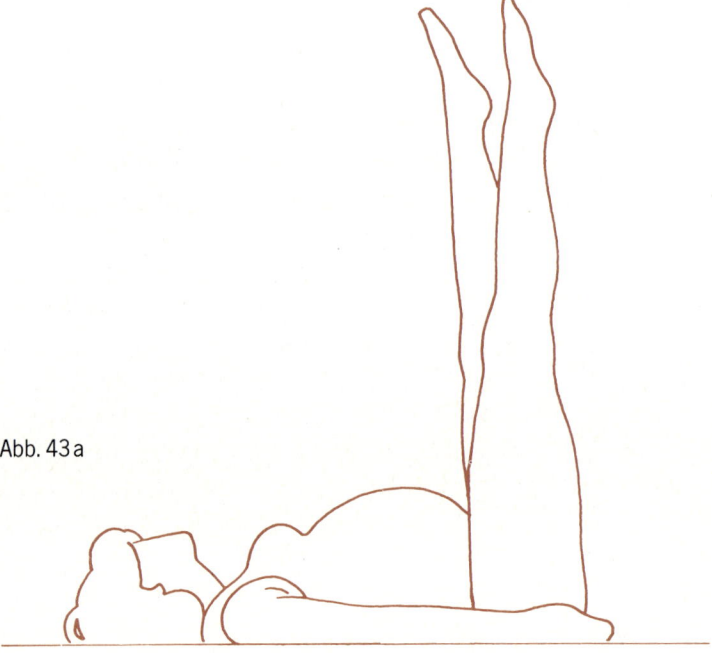

Abb. 43 a

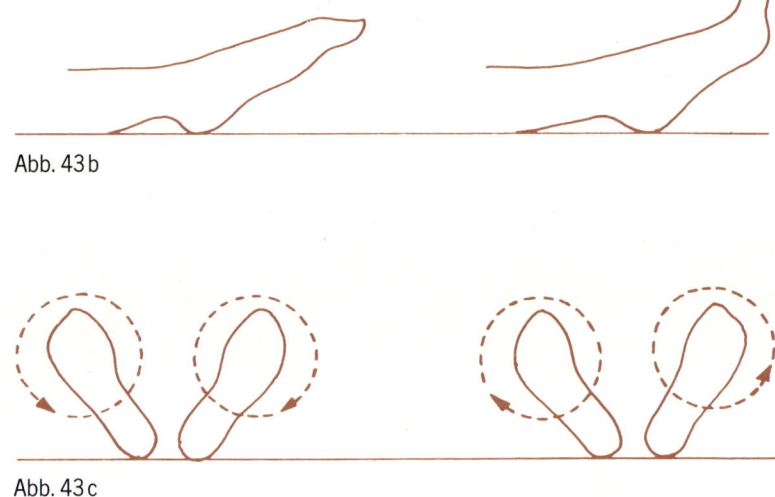

Abb. 43 b

Abb. 43 c

– Knie beugen, Unterschenkel waagerecht, Fuß strecken.
– Sprunggelenk wiederholt beugen.

– Fußsohle auf den Boden aufsetzen und in die Ausgangsposition zurückkehren.

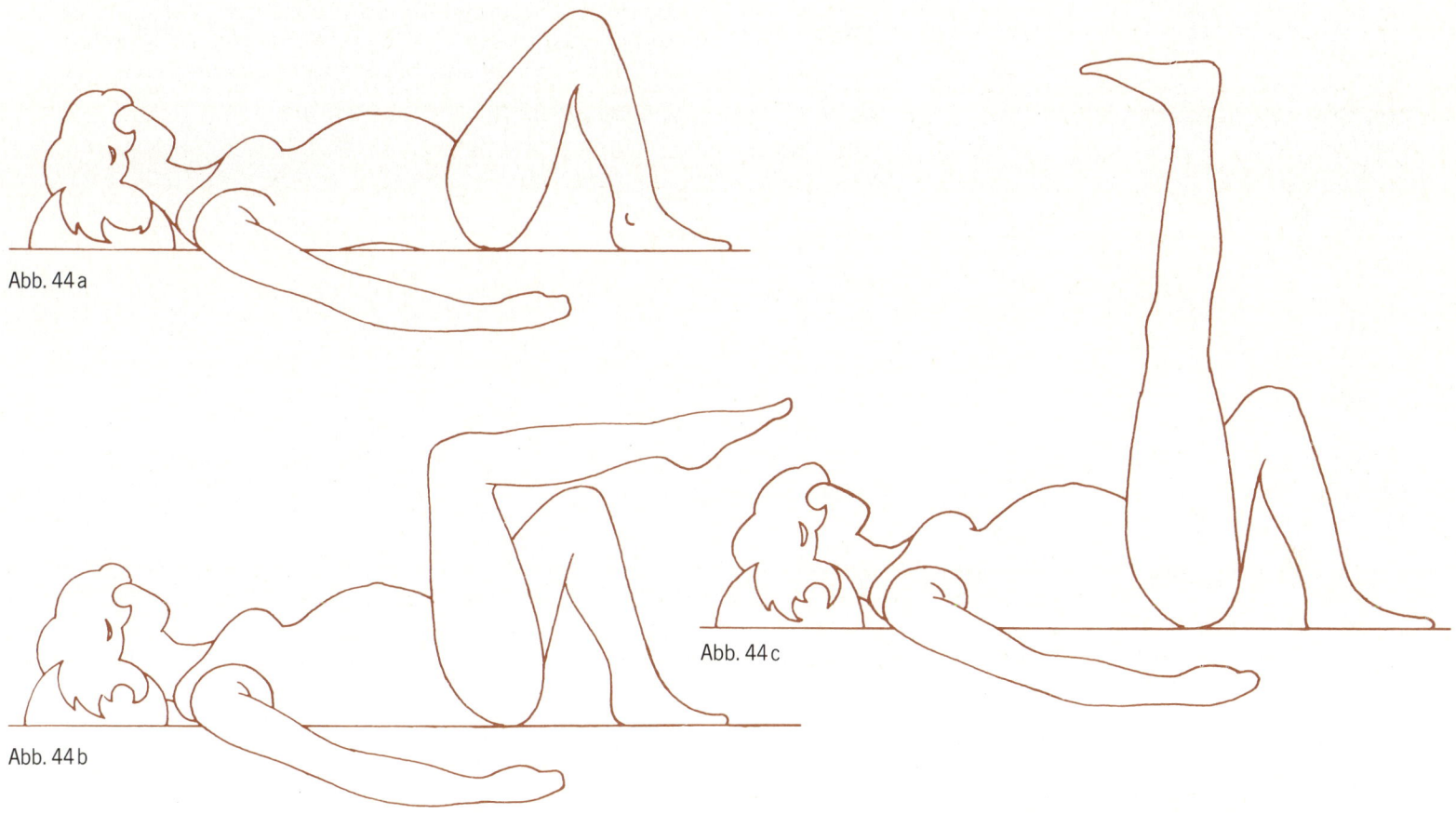

Abb. 44 a

Abb. 44 b

Abb. 44 c

Übungen für den Bauch

Ziel: Diese Übungen sollen durch Anspannung der verschiedenen Bauchmuskelgruppen (gerade, schräge und querverlaufende Muskeln) die Bauchwand stärken, damit sie ihre Aufgabe als Stützgürtel während der Schwangerschaft und als Presse während der Geburt besser erfüllen kann.

Grundposition: Rückenlage (Abb. 45).

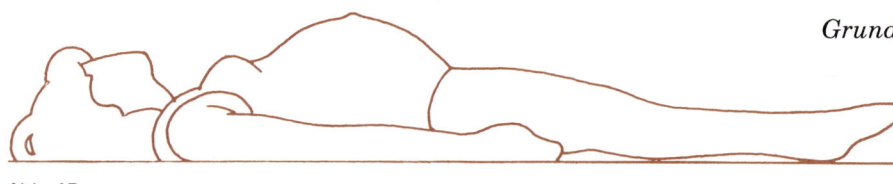

Abb. 45

Übungen

1. Anspannung der querverlaufenden Bauchmuskulatur
(Abb. 46)

Ausgangsposition: Rückenlage.

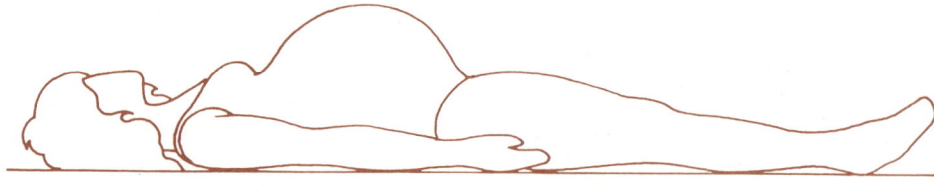

Abb. 46a

- Bauch – besonders Oberbauch – herausdrücken, ohne den Rücken vom Boden abzuheben, dabei einatmen (Abb. 46a).
- Bauch einziehen, ausatmen. Zehn bis fünfzehn Sekunden in dieser Lage bleiben (Abb. 46b).
- In die Ausgangsposition zurückkehren.

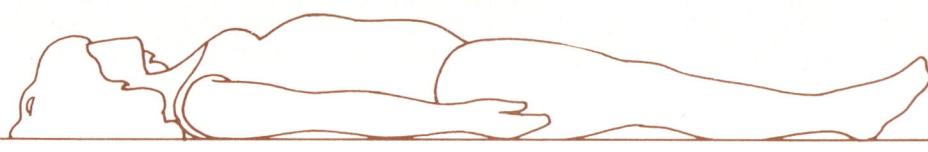

Abb. 46b

2. Anspannung der schrägen Bauchmuskulatur I (Abb. 47)

Ausgangsposition: Rückenlage, Arme unter dem Kopf
(Abb. 47 a).

– In der Ausgangsposition einatmen.
– Die geschlossenen (angezogenen) Beine nach links drehen,
  beide Schultern fest auf dem Boden lassen, ausatmen
  (Abb. 47 b).
– Beine zur Mitte zurück in die Ausgangsposition bringen,
  dabei erneut einatmen.
– Beine nach rechts drehen, dabei ausatmen (Abb. 47 c).

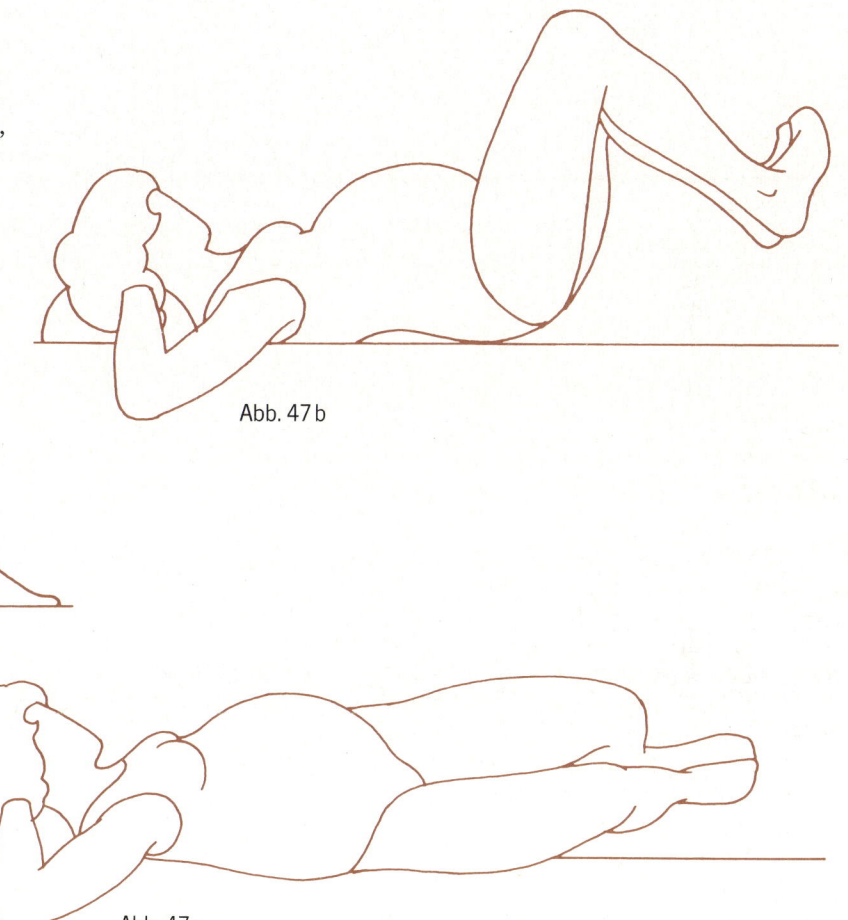

Abb. 47 b

Abb. 47 a

Abb. 47 c

3. Anspannung der schrägen Bauchmuskulatur II (Abb. 48)

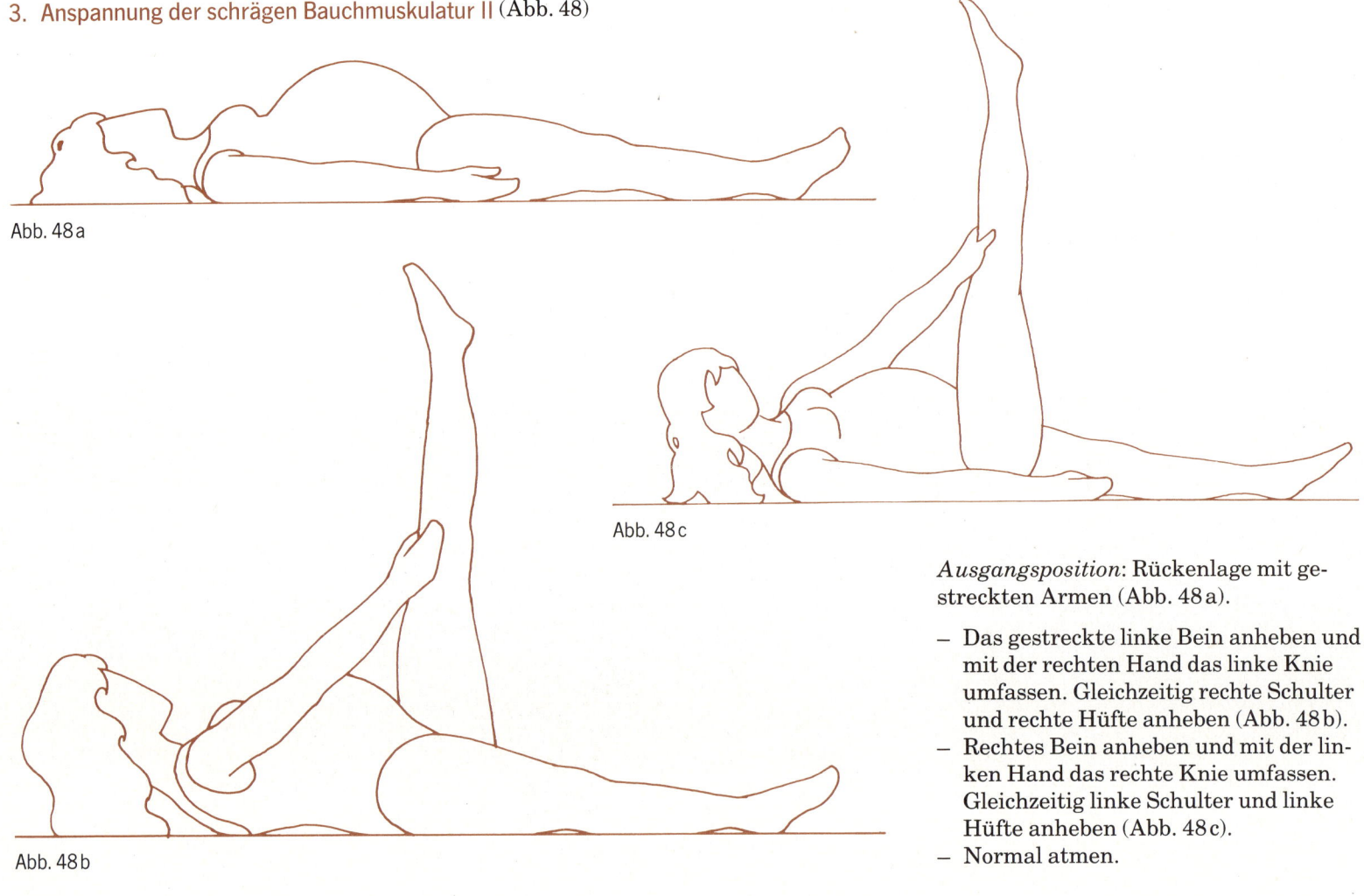

Abb. 48 a

Abb. 48 c

Abb. 48 b

Ausgangsposition: Rückenlage mit gestreckten Armen (Abb. 48 a).

- Das gestreckte linke Bein anheben und mit der rechten Hand das linke Knie umfassen. Gleichzeitig rechte Schulter und rechte Hüfte anheben (Abb. 48 b).
- Rechtes Bein anheben und mit der linken Hand das rechte Knie umfassen. Gleichzeitig linke Schulter und linke Hüfte anheben (Abb. 48 c).
- Normal atmen.

4. Anspannung der schrägen Bauchmuskulatur III (Abb. 49)

Ausgangsposition: Rückenlage mit ausgestreckten Armen.

- Rechtes Bein stark beugen (anziehen), rechtes Knie mit der linken Hand umfassen, rechten Arm ausstrecken, beim Pressen in die Handfläche Widerstand leisten (Gegendruck) (Abb. 49 a).
- Linkes Bein anziehen, mit der rechten Hand das linke Knie umfassen, in die Handfläche pressen und Gegendruck geben (Abb. 49 b).
- Normal atmen.

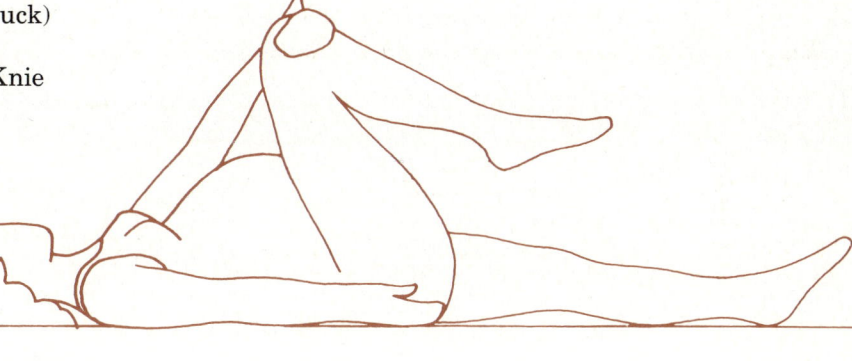

Abb. 49 a

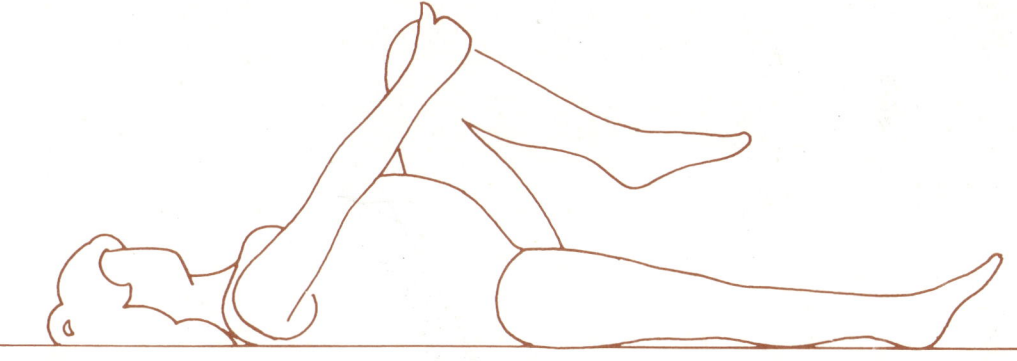

Abb. 49 b

5. Anspannung der geraden Bauchmuskulatur I (Abb. 50)

Ausgangsposition: Rückenlage, rechtes Bein angezogen, linkes Bein gestreckt (Abb. 50 a).

– Linkes Bein anziehen, bis die rechte Hand das Knie umfassen kann, dabei einatmen und rechtes Bein strecken (Abb. 50 b).

– Mit dem linken Bein kleine federnde Bewegungen zum Körper hin ausführen, dabei auf dreimal ausatmen (Abb. 50 c).
– Die gleichen Übungen mit dem rechten Bein wiederholen.

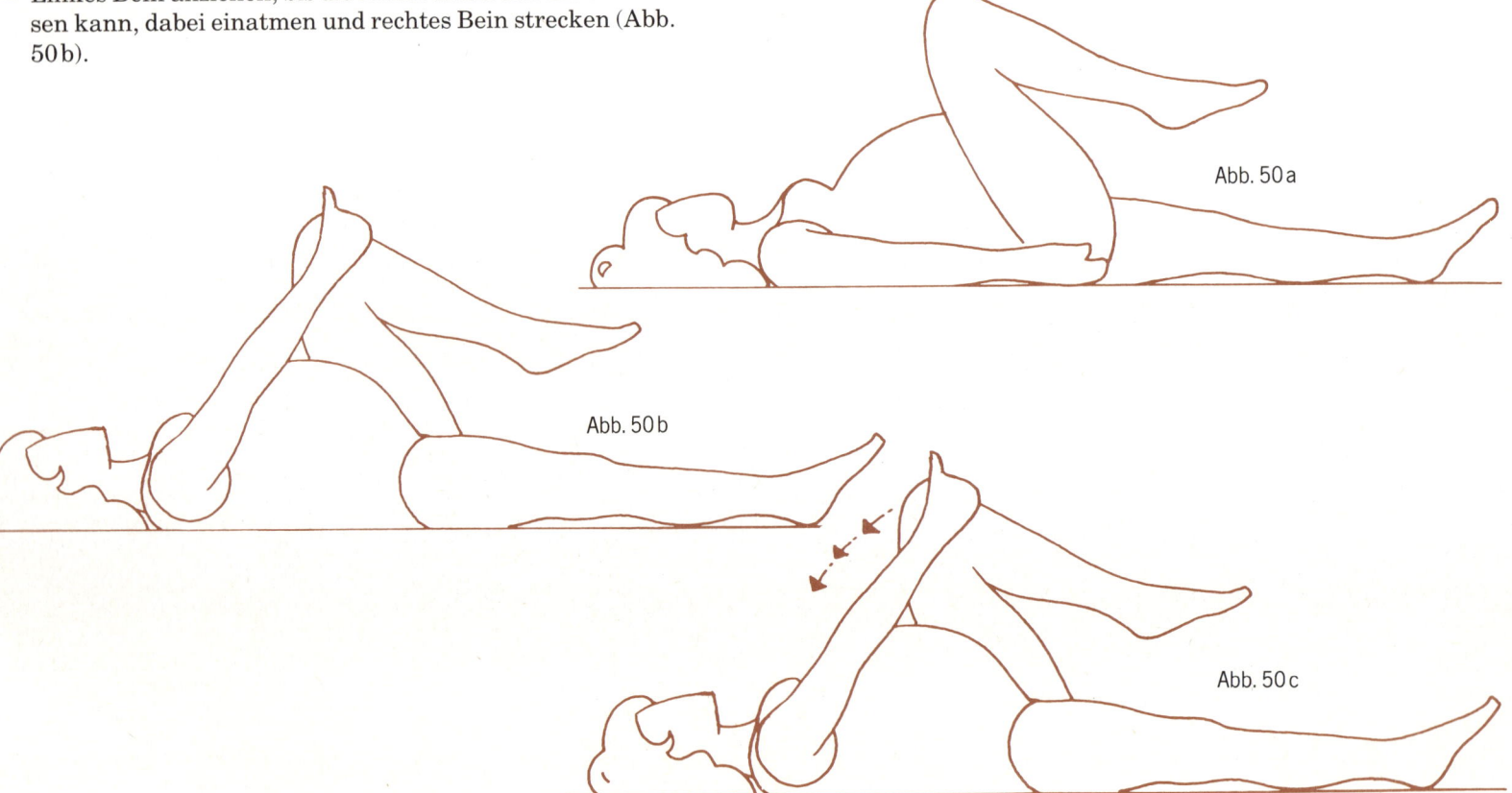

Abb. 50 a

Abb. 50 b

Abb. 50 c

6. Anspannung der geraden Bauchmuskulatur II (Abb. 51)

Ausgangsposition: Rückenlage mit gebeugten Knien, Füße auf den Boden aufsetzen (Abb. 51 a).

– Beide Beine anziehen und senkrecht in die Höhe strecken (Abb. 51 b). Arme liegen seitlich am Körper.

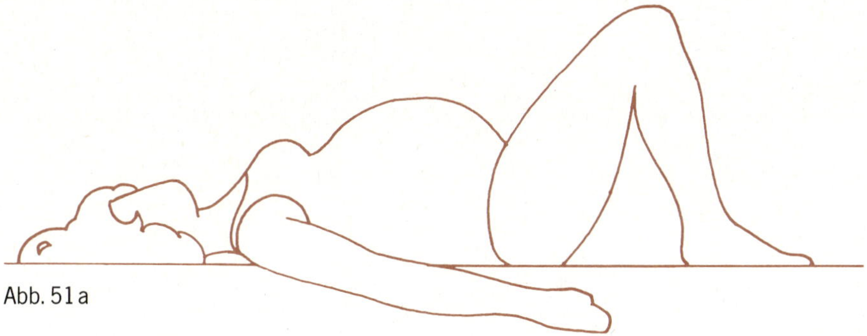

Abb. 51 a

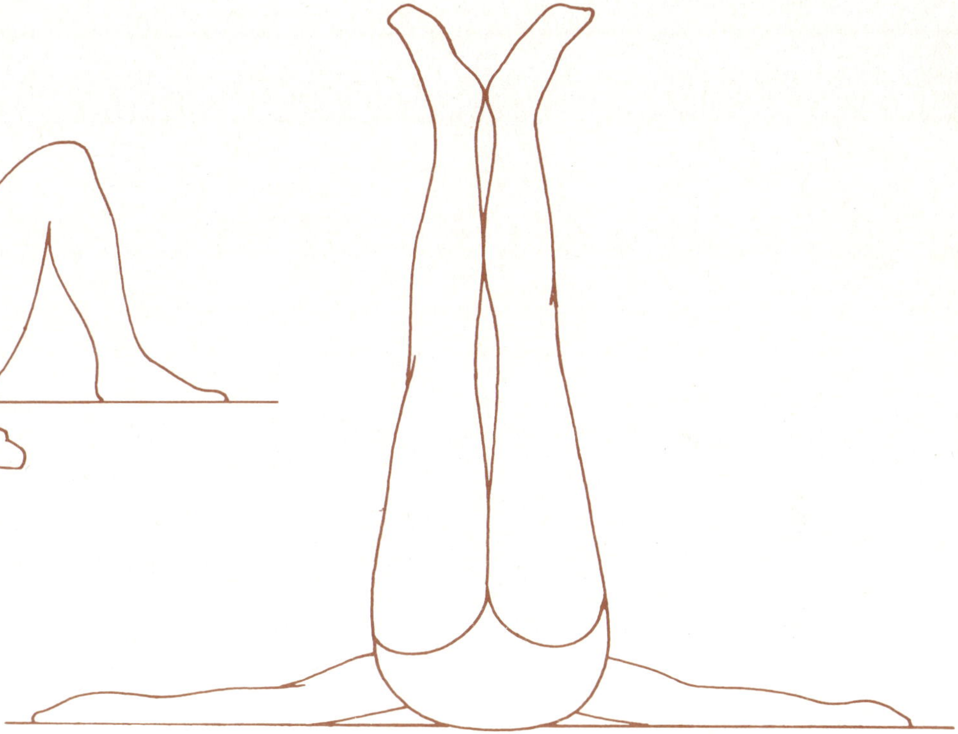

Abb. 51 b

– Beine spreizen und langsam senken, bis sich der Lendenbereich vom Boden abhebt (Abb. 51 c und d).
– Beine schließen und nochmals gestreckt bis zur Senkrech-
   ten anheben (Abb. 51 e).
– Normal atmen.

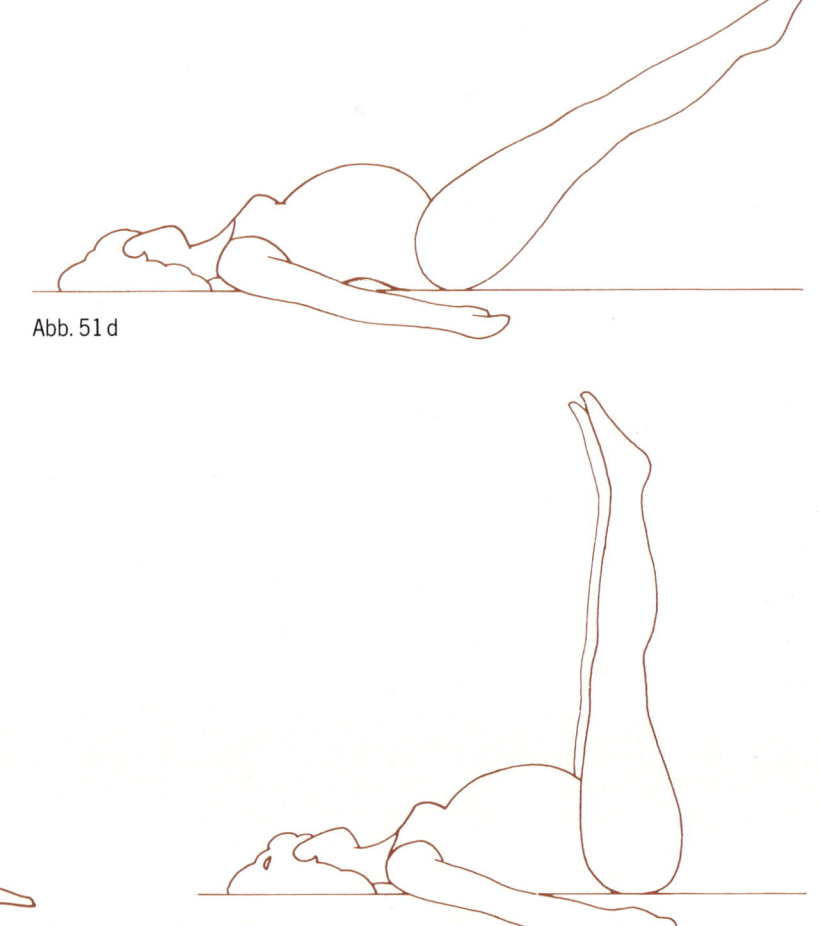

Abb. 51 d

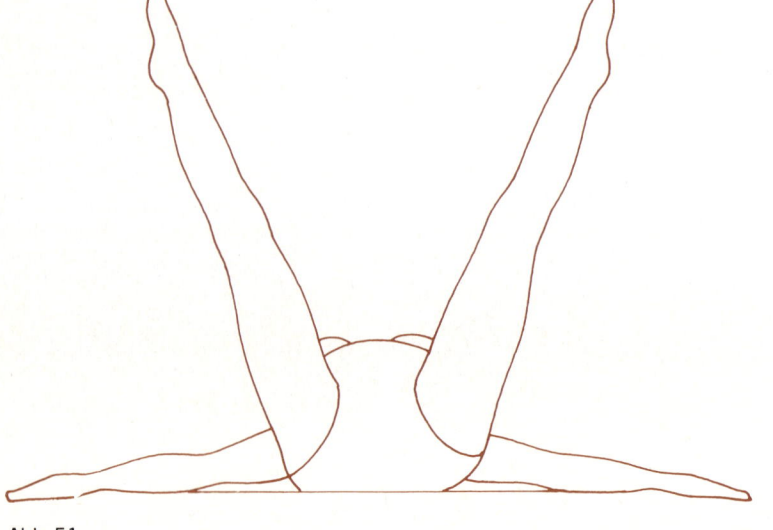

Abb. 51 c

Abb. 51 e

7. Anspannung der geraden Bauchmuskulatur III (Abb. 52)

Ausgangsposition: Rückenlage mit angezogenen Beinen.

- Beine über den Bauch ziehen und senkrecht in die Höhe strecken (wie in der vorangegangenen Übung) (Abb. 52a und b).
- Beine geschlossen und gestreckt absenken (kein Hohlkreuz machen).
- Beine in die Höhe heben und gleichzeitig spreizen (Abb. 52c).
- Beine schließen und absenken (Hohlkreuz!) (Abb. 52d).
- Normal atmen.

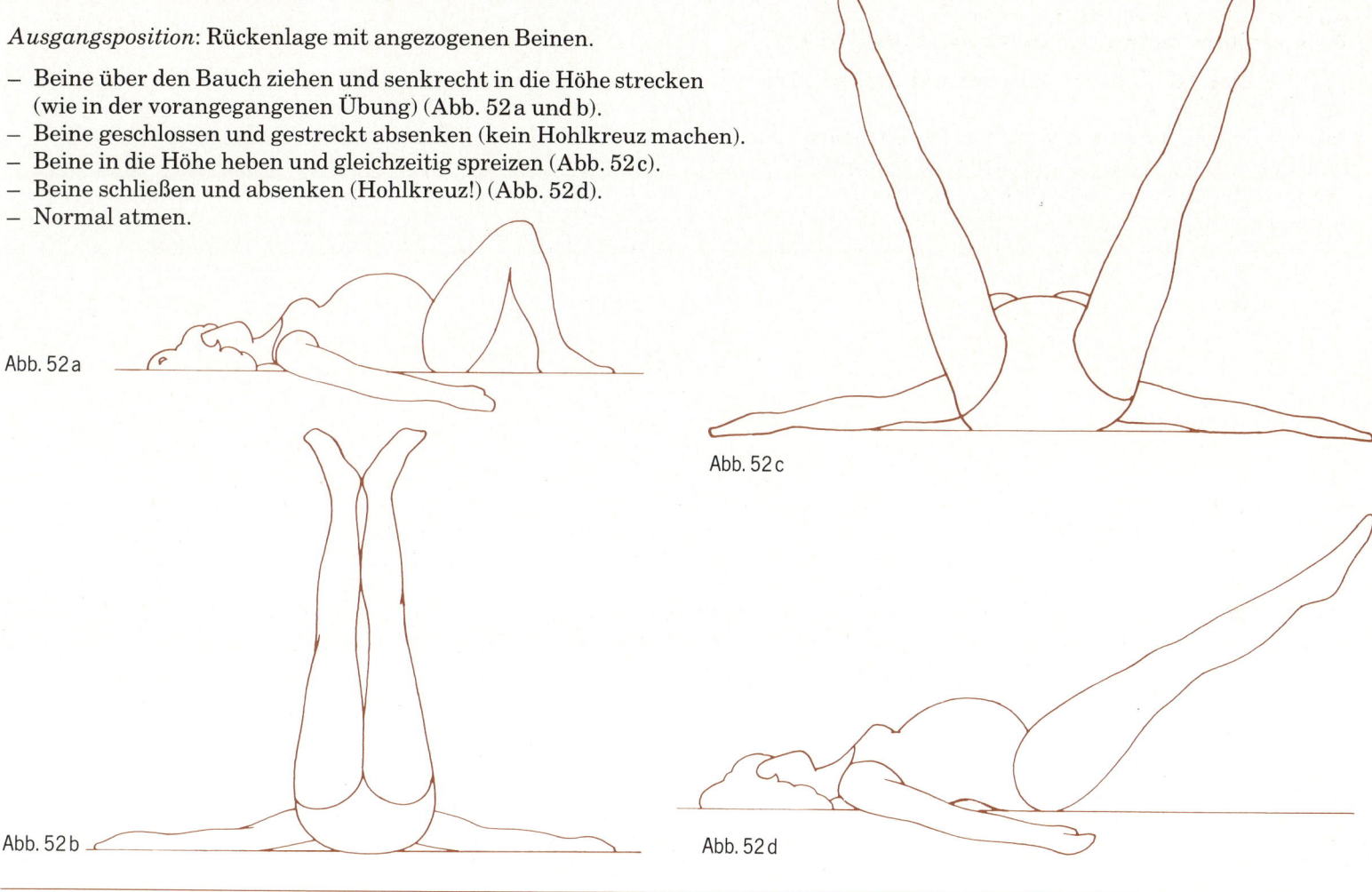

Abb. 52a

Abb. 52b

Abb. 52c

Abb. 52d

8. Anspannung der geraden Bauchmuskulatur IV (Abb. 53)

Ausgangsposition: Rückenlage mit angezogenen Beinen.

– Füße anheben und so halten, als würden sie gegen Pedale
  gedrückt (Abb. 53 a).
– Abwechselnd ein Bein um das andere strecken wie beim
  Radfahren, so daß die für den Fahrradfahrer typische,
  kreisende Bewegung entsteht (Abb. 53 b, c und d).
– Normal atmen.

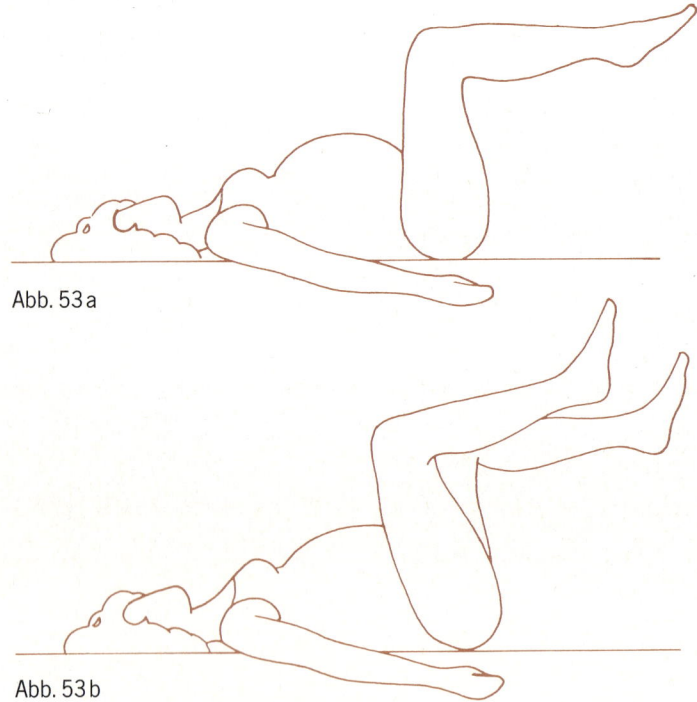

Abb. 53 a

Abb. 53 b

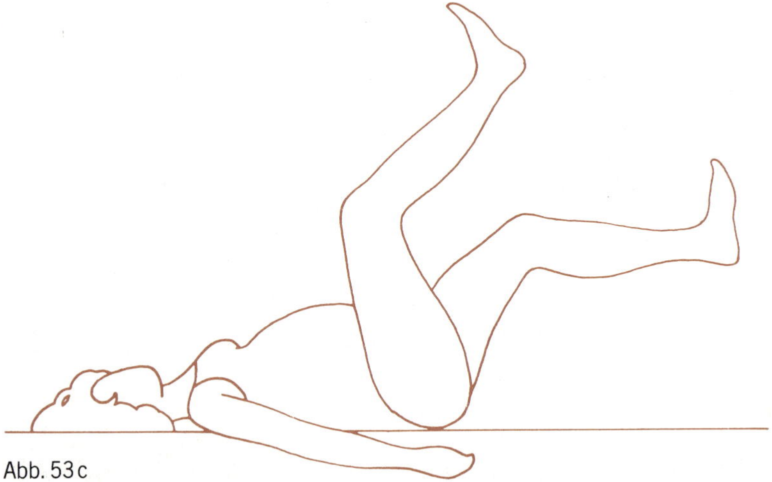

Abb. 53 c

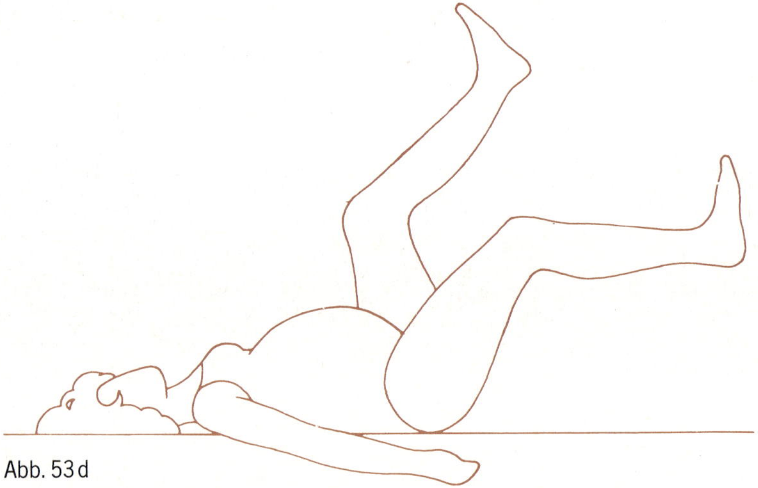

Abb. 53 d

9. Anspannung der geraden Bauchmuskulatur V (Abb. 54)

Ausgangsposition: Rückenlage mit angezogenen Beinen.

- Abwechselnd ein Bein beugen und das andere strecken wie beim Radfahren, die Bewegung erfolgt jedoch rückwärts (Abb. 54 a, b und c).
- Normal atmen.

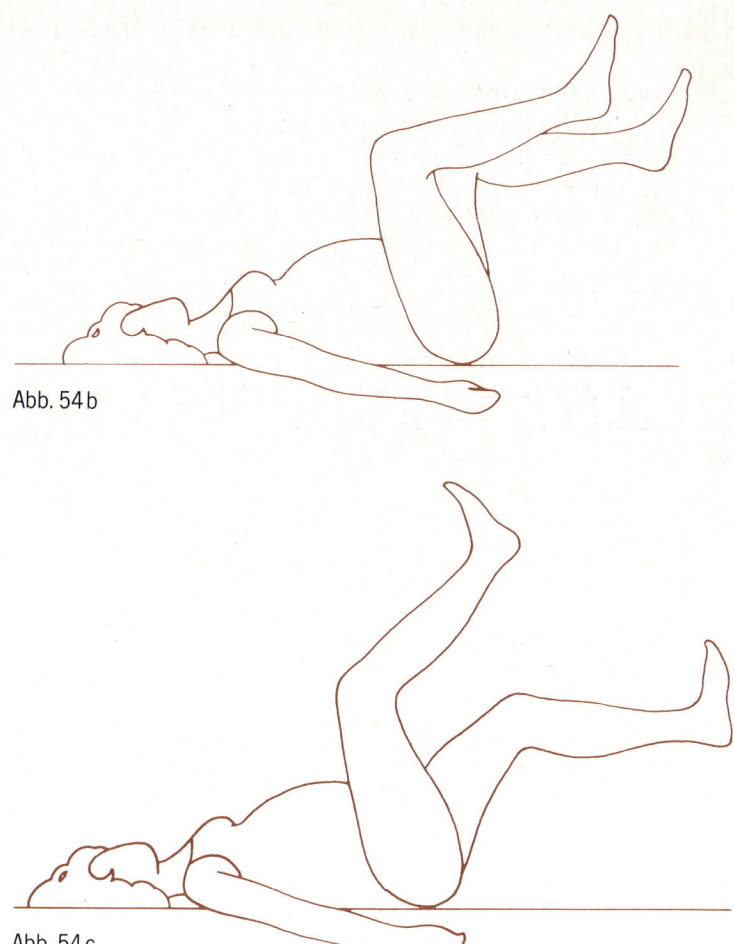

Abb. 54 b

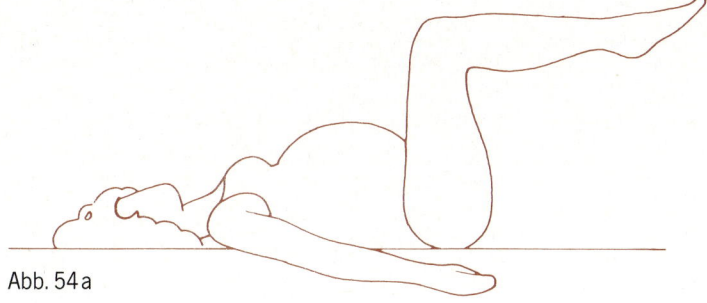

Abb. 54 a

Abb. 54 c

Übungen zur Linderung spezifischer Beschwerden

Ziel: Diese verschiedenartigen Übungen sollen einige schwangerschaftsbedingte Beschwerden lindern.

Nacken- und Schulterschmerzen

1. Kopfkreisen I (Abb. 55)

Ausgangsposition: »Schneidersitz«.

— Arme am Körper herunterhängen lassen, den Kopf zur linken Schulter hin kreisen, wobei die größtmögliche Kreisbewegung ausgeführt wird. Nacken erst beugen, dann strecken (Abb. 55 a).
— Die gleiche Bewegung zur rechten Seite hin ausführen (Abb. 55 b).
— Fortlaufende Kreisbewegung von einer Seite zur anderen.
— Normal atmen.

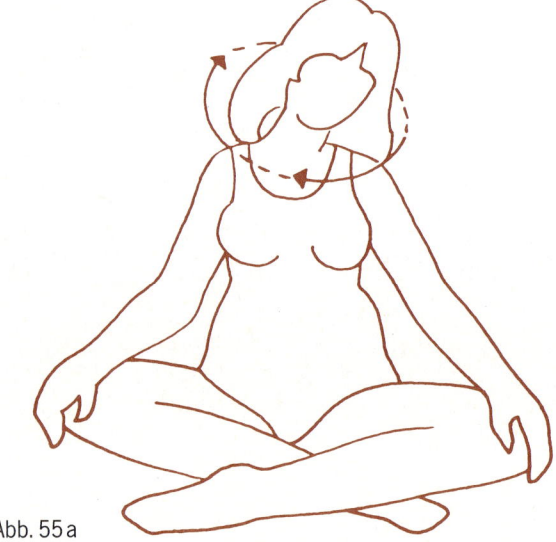

Abb. 55 a

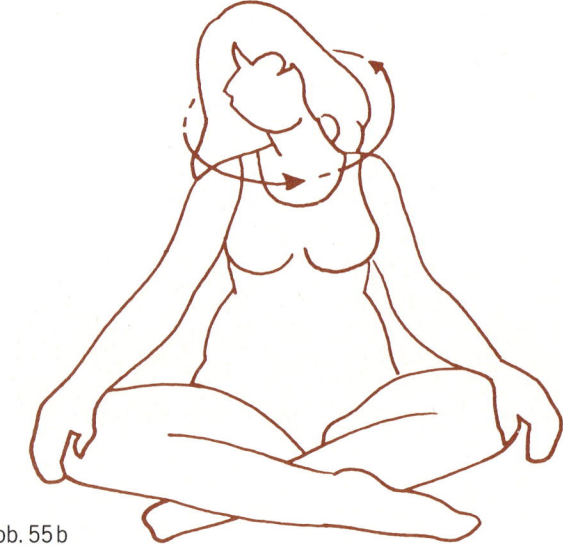

Abb. 55 b

2. Schulterkreisen (Abb. 56)

Ausgangsposition: »Schneidersitz« oder auf einem Stuhl sitzend.

– Fingerspitzen auf die Schulter legen (Abb. 56).
– Schultern nach hinten bewegen; die Ellenbogen führen dabei eine Kreisbewegung aus.
– Normal atmen.

3. Kopfkreisen II (Abb. 57)

Ausgangsposition: »Schneidersitz«.

– Die linke Hand auf den Kopf legen, den rechten Arm am Körper ausgestreckt lassen (Abb. 57 a).
– Kopf kreisen und dabei auf die Seite des gestreckten Armes blicken.
– Die gleiche Übung mit der anderen Hand nach der anderen Seite hin ausführen (Abb. 57 b).
– Normal atmen.

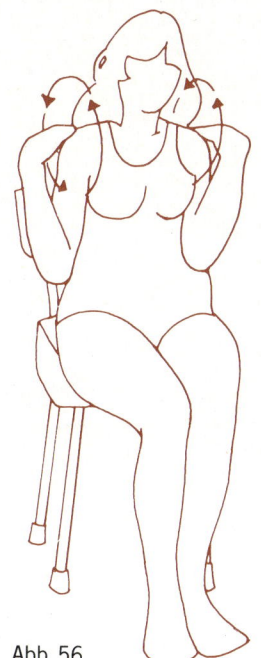

Abb. 56

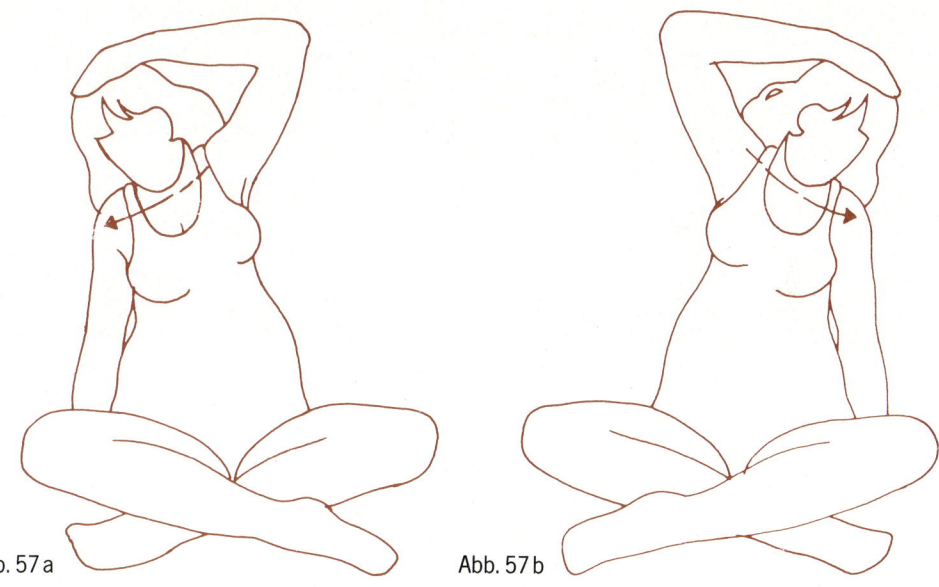

Abb. 57 a   Abb. 57 b

Schmerzen im Rippenbogen (Subkostalneuralgie)

Diese Schmerzen können durch den Druck der wachsenden Gebärmutter auf die Rippen verursacht werden.

1. Ausstrecken an der Wand (Abb. 58)

Ausgangsposition: Sitzen, mit dem Rücken an eine Wand lehnen, Beine strecken (Abb. 58a).

– Arme seitlich bis in Schulterhöhe anheben.
– Handflächen gegen die Wand drücken und allmählich so weit als möglich nach oben greifen (Abb. 98b).
– Handflächen nach außen drehen, Arme parallel nach oben strecken. Zwanzig Sekunden in dieser Haltung bleiben (Abb. 58c).
– In die Ausgangsposition zurückkehren.
– Normal atmen.

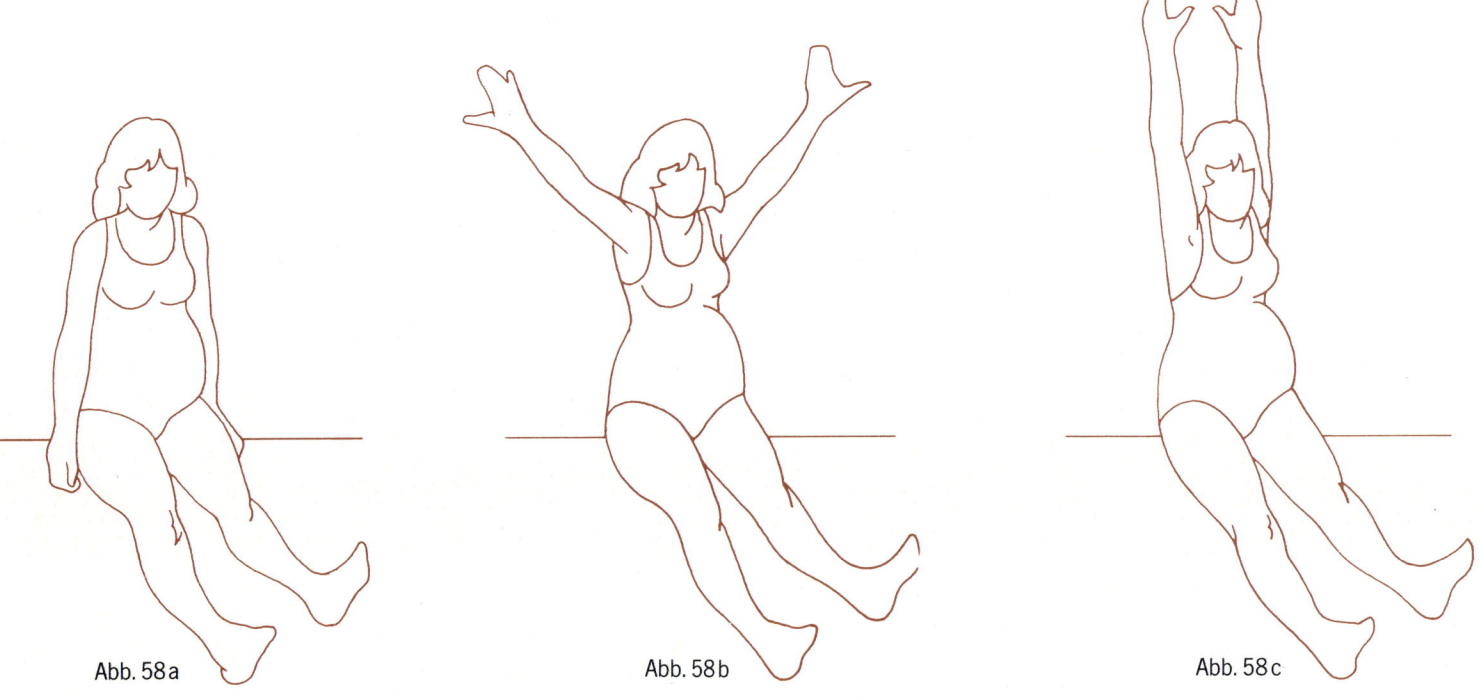

Abb. 58a   Abb. 58b   Abb. 58c

Schmerzen in der Leiste

Diese Schmerzen entstehen durch den Druck des Kindes auf die Beckengelenke.

1. »Schubkarre« (Abb. 59)

Ausgangsposition: Rückenlage mit angezogenen Beinen.

– Eine Hilfsperson kniet neben der Schwangeren und legt ihre Hände unter deren Hüfte (Abb. 59a).
– Die Hilfsperson hebt langsam die Hüfte und hält sie etwa fünf Sekunden in der Luft (Abb. 59b). Dann wird sie behutsam auf den Boden zurückgelegt.
– Normal atmen.

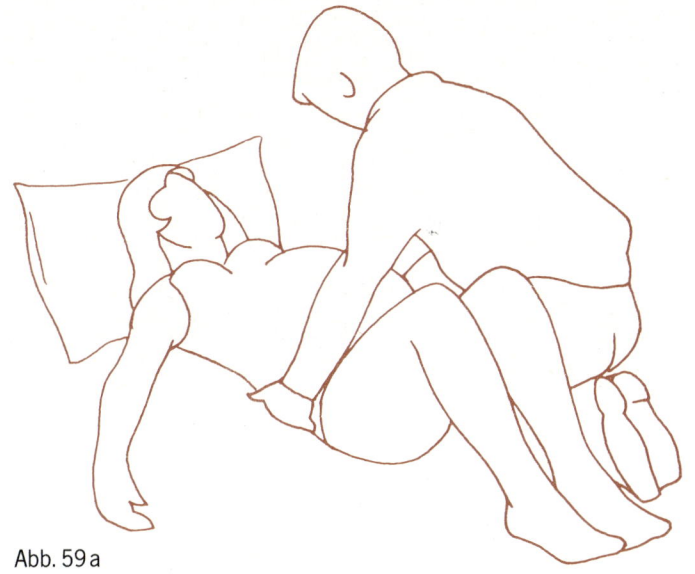

Abb. 59a

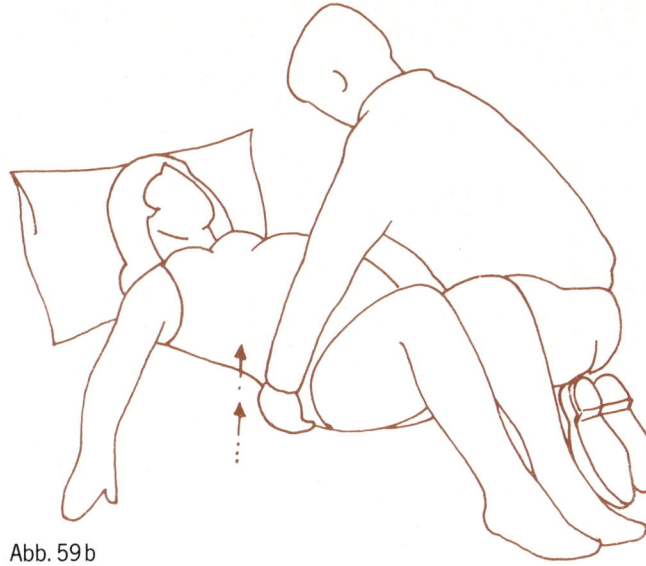

Abb. 59b

Schmerzen im Bereich der Lendenwirbelsäule (Kreuzschmerzen)

Diese Schmerzen entstehen durch den Druck der Gebärmutter auf die Verbindung zwischen Kreuzbein und Beckenschaufeln (Sakroiliakalgelenke).

1. »Katzenbuckel« (Abb. 60)

Ausgangsposition: »Vierfüßlerstand«.

– Bauchmuskulatur anspannen, dabei Bauch einziehen und den unteren Teil des Rückens (Lendenwirbel) hochwölben. Ellenbogen und Knie dabei ruhig halten (Abb. 60 a).
– Nach einigen Sekunden den Rücken entspannen und in die Ausgangsposition zurückkehren. Der Rücken ist jetzt wieder gerade (kein Hohlkreuz) (Abb. 60 b).

(Diese Übung wurde bereits unter der Bezeichnung »Pendelbewegung des Beckens von vorne nach hinten« beschrieben).

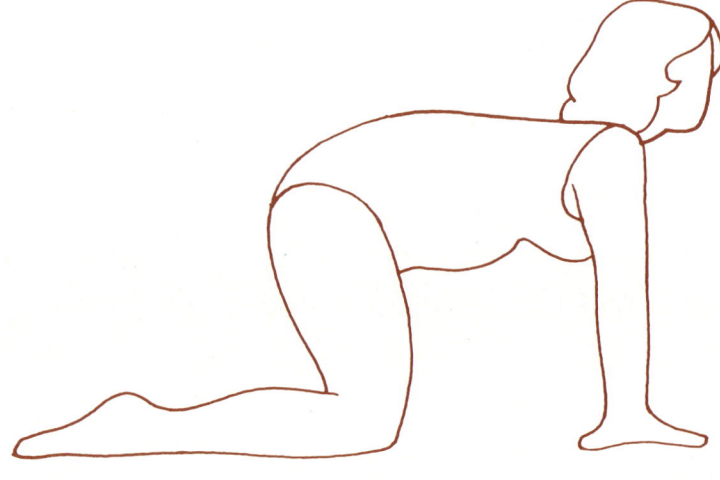

Abb. 60 a   Abb. 60 b

Krämpfe

Sie sind zum Teil auf eine schlechte Durchblutung zurückzuführen.

1. Übungen gegen den akuten Schmerz (Abb. 61)

Ausgangsposition: Rückenlage.

– Eine Hilfsperson umfaßt kräftig den Fuß und drückt gegen die Ferse.
– Mit der anderen Hand drückt sie auf das Knie und hält das Bein gestreckt.

Diese Übungen kann man acht bis zehn Mal vor dem Schlafengehen durchführen.

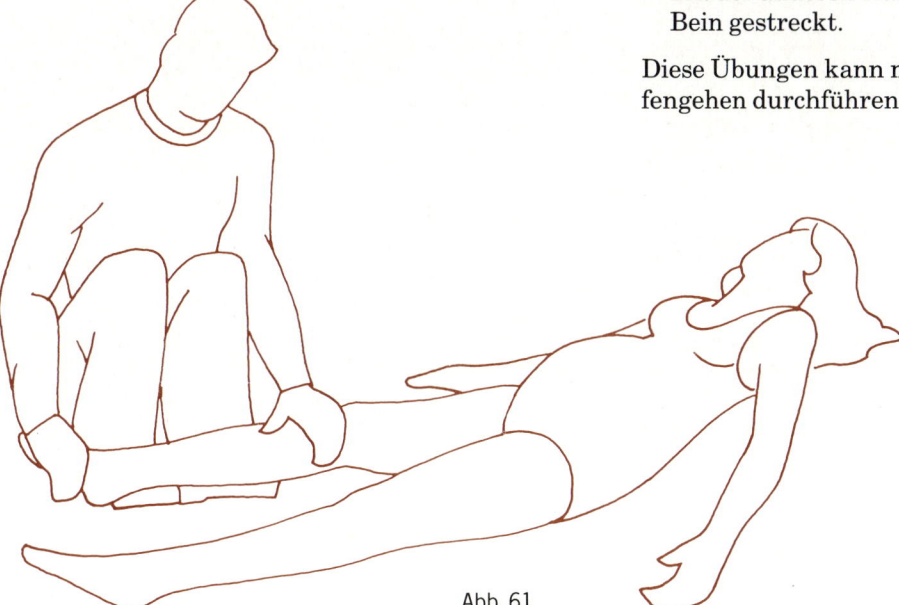

Abb. 61

2. Übung für die Füße (Abb. 62)

Ausgangsposition: Sitzen.

– Beine ruhig halten und mit den Füßen die Buchstaben des
  Alphabets nachzeichnen, dabei nur Füße und Sprunggelenke bewegen.
– Zur Abwechslung kann die Übung mit beiden Füßen ausgeführt werden.

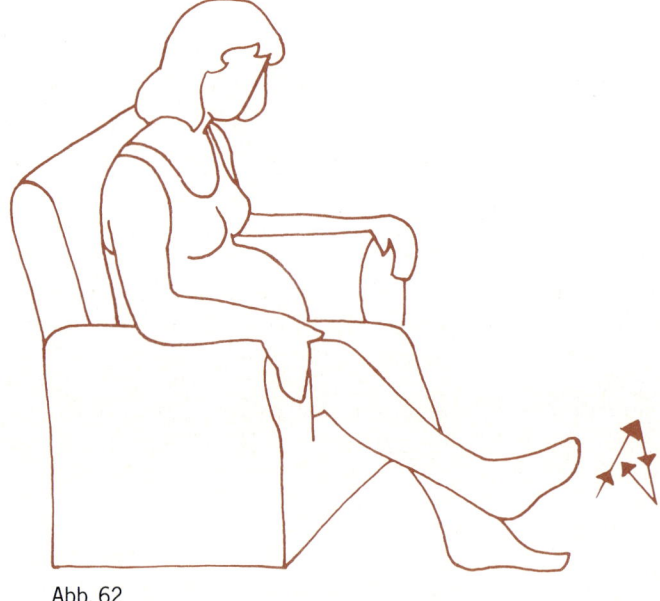

Abb. 62

3. »Brücke« (Abb. 63)

Ausgangsposition: Rückenlage, Beine ausstrecken, Füße auf einen Hocker legen (Abb. 63a).

— Gesäß- und Bauchmuskulatur anspannen.
— Gesäß vom Boden abheben, dabei den Rücken gerade halten. In dieser Stellung fünf Sekunden verbleiben (Abb. 63b).
— Langsam die Hüften senken und in die Ausgangsposition zurückkehren.

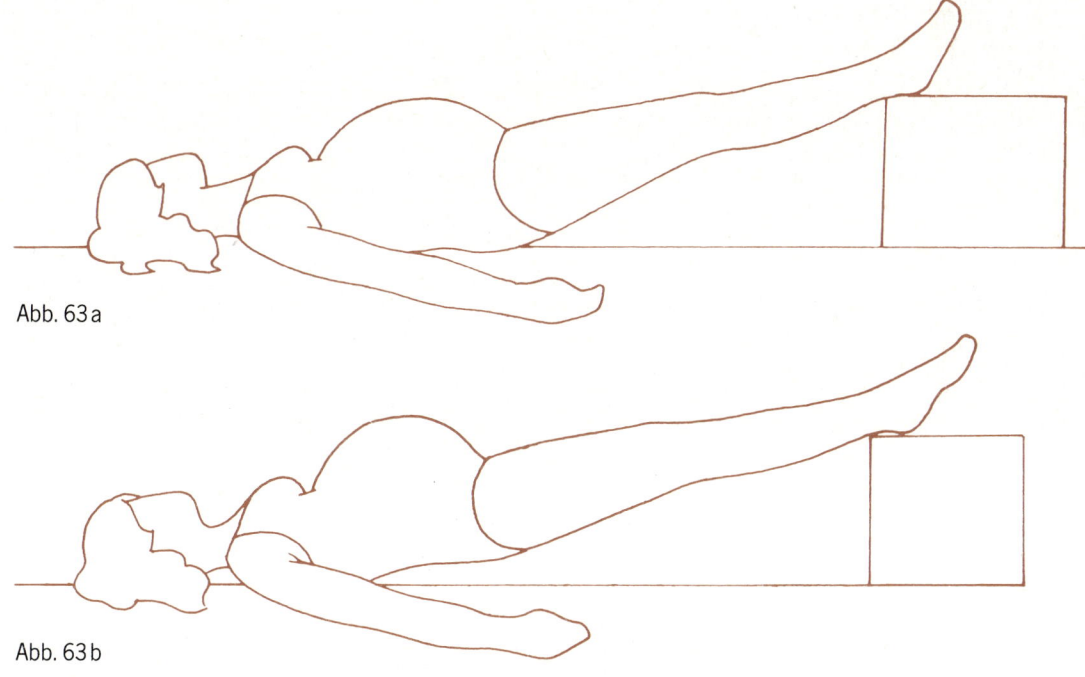

Abb. 63a

Abb. 63b

Kribbeln in den Händen

1. Übung mit erhobenen Händen (Abb. 64)

Ausgangsposition: Sitzen.

– Eine Hand oder beide
  Hände über den Kopf
  heben.
– Einige Minuten lang die
  Hände abwechselnd beu-
  gen oder strecken oder zur
  Faust schließen und
  öffnen.

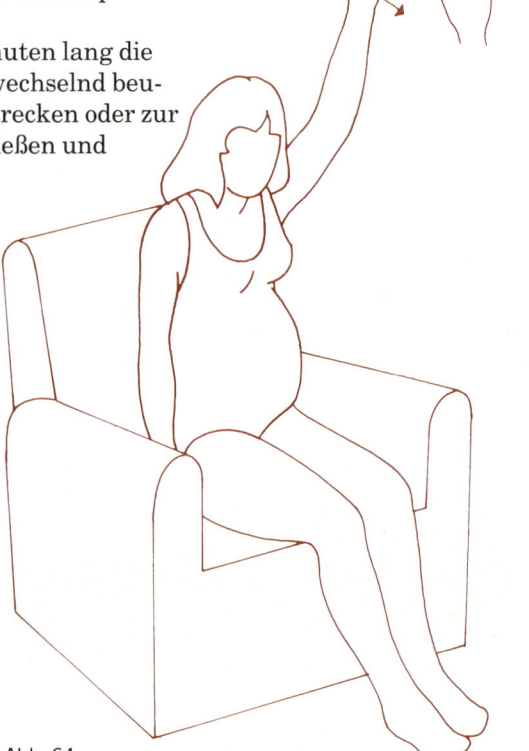

Abb. 64

2. Schulterkreisen (Abb. 65)

Ausgangsposition: Sitzen.

– Schulter in einer kreisförmigen Bewegung heben und sen-
  ken. Arme und Ellenbogen bleiben ruhig.
– Die gleiche Übung noch einmal durchführen, diesmal mit
  Beteiligung der Arme.

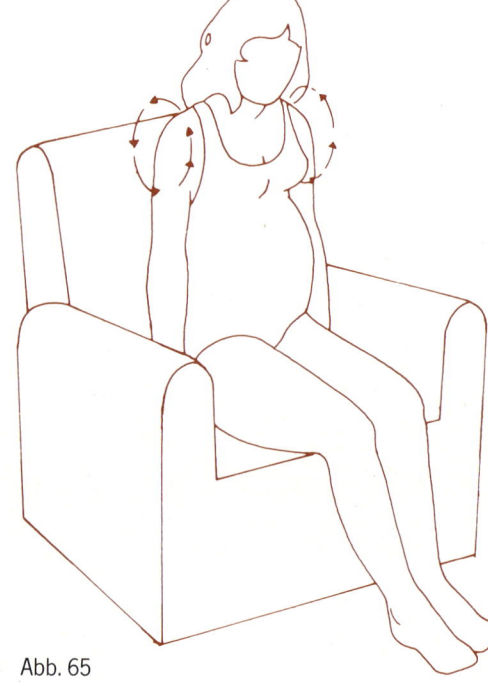

Abb. 65

Atemübungen

Die Atemübungen sind ein wichtiger Teil der Geburtsvorbereitung. Ein entsprechendes Atemtraining führt zu einer ausreichenden Sauerstoffversorgung der Gebärmutter und des Kindes. Die wehenbedingten Beschwerden werden vermindert, der Körper entspannt und entkrampft sich.

Grundtypen der Atmung (Atemschema)

Die bei der Geburtsvorbereitung angewendeten Atembewegungen kann man nach folgenden Kriterien einteilen:

Nach ihrem Vorkommen:

1. **Bauchatmung**
2. **Brustatmung**
3. **kombinierte Atmung**

Nach ihrer Tiefe und Geschwindigkeit:

4. **tief und langsam**
5. **tief, schnell – langsam**
6. **oberflächlich und langsam**
7. **oberflächlich und schnell**

Durch Kombination dieser grundlegenden Bewegungen ergeben sich die Atemschemata, die den verschiedenen Phasen der Geburt entsprechen.

1. Bauchatmung (Abb. 66)

– Durch die Nase einatmen, gleichzeitig langsam den Bauch aufblasen.
– Durch den Mund ausatmen, den Bauch dabei langsam anspannen.

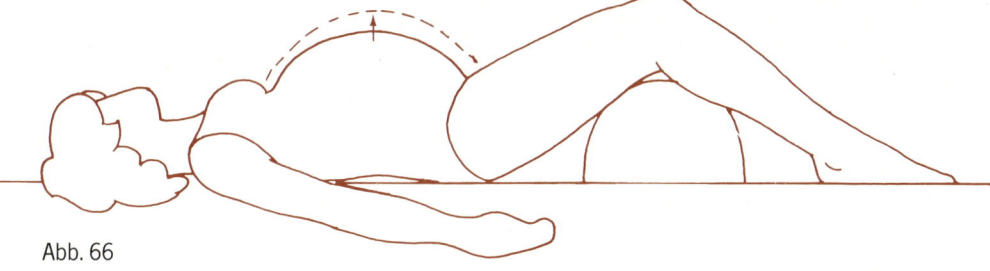

Abb. 66

2. Brustatmung (Abb. 67)

– Durch die Nase einatmen, dabei den Brustkorb heben und
  dehnen.
– Durch den Mund ausatmen, den Brustkorb langsam zusammenziehen und entblähen.

Je nach Luftmenge im aufgeblähten Brustkorb spricht man
von der Atmung »mit voller Lunge«, von »hoher Brustatmung«
oder von »Schmetterlingsatmung«.

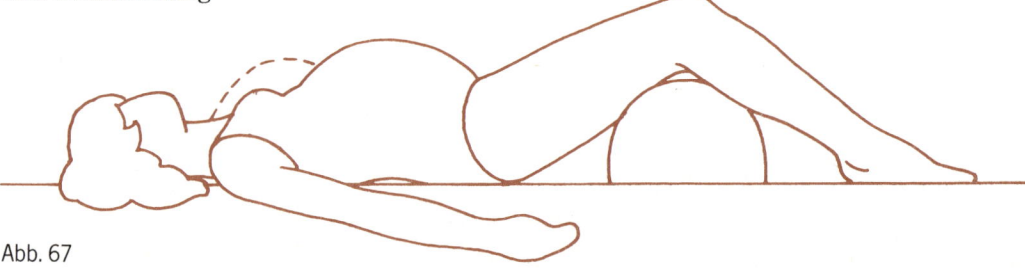

Abb. 67

3. Kombinierte Atmung (Abb. 68)

– Durch die Nase einatmen, dabei den Bauch aufblähen, den
  Brustkorb dehnen.
– Durch den Mund ausatmen, dabei erst den Bauch, dann den
  Brustkorb einziehen.

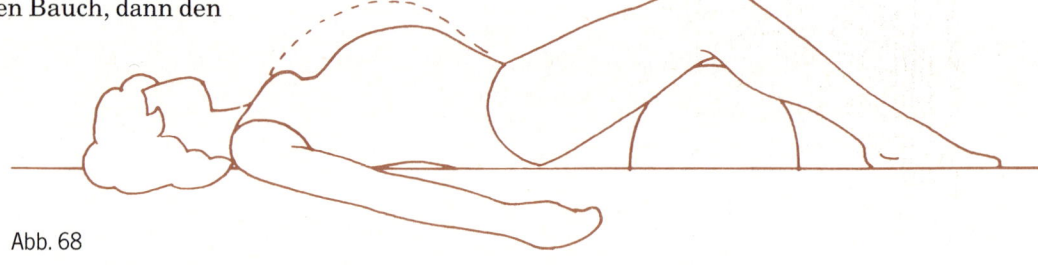

Abb. 68

4. Tiefe und langsame Atmung (Abb. 69)

– Langsam und tief durch die Nase einatmen (nach
　Wunsch: Brust- oder Bauchatmung).
– Langsam und tief durch den Mund ausatmen,
　dabei Bauch oder Brustkorb allmählich entblähen.

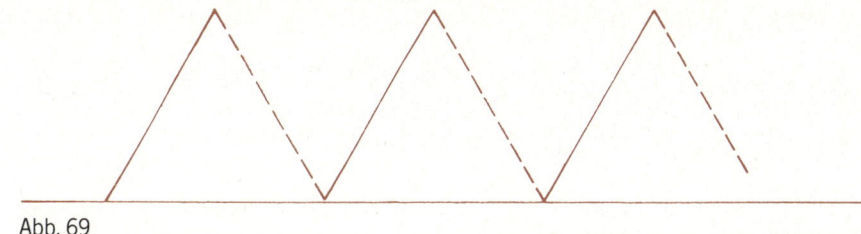

Abb. 69

5. Tiefe – schnell – langsame Atmung
　　(blasende Atmung) (Abb. 70)

– Kurz, aber tief durch die Nase einatmen.
– Langsam und kontrolliert durch den Mund ausat-
　men, dabei die Luft allmählich aushauchen, als
　wolle man eine Kerzenflamme zum Flackern brin-
　gen, ohne sie auszupusten.

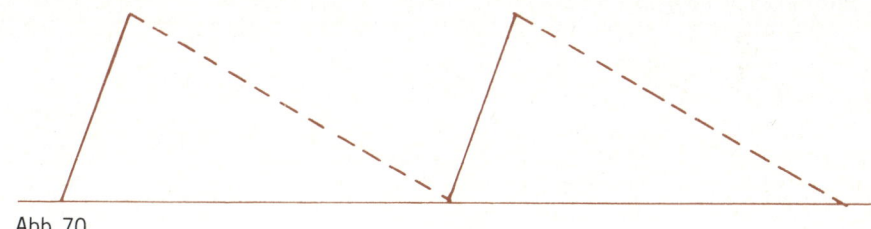

Abb. 70

6. Oberflächliche und schnelle Atmung
　　(Hechelatmung) (Abb. 71)

– Kurz und oberflächlich ein- und ausatmen (nach
　Wunsch: Brust- oder Bauchatmung).

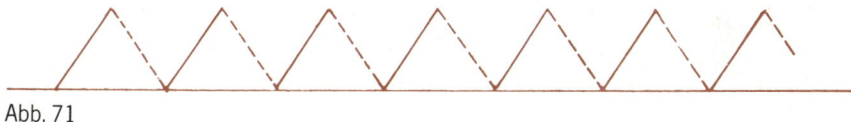

Abb. 71

7. Oberflächliche und langsame Atmung (Abb. 72)

– Mäßig schnell und oberflächlich durch die Nase
　einatmen.
– Langsam und oberflächlich durch den Mund aus-
　atmen.

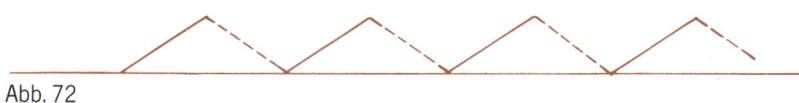

Abb. 72

Atemschema

Es ergibt sich aus der Kombination der verschiedenen Grund-
atmungstypen und ist dazu gedacht, in den jeweils entsprechenden Phasen der Geburt angewandt zu werden.

Atemschema für die langsame Phase

Ziel: In dieser Phase sind die Wehen meist schwach und
verursachen keine großen Beschwerden. Die Atmung dient
weniger der Schmerzlinderung, als einer verbesserten Sauerstoffversorgung des Kindes. Sie fördert aber auch die Entspannung.

1. Technik (Abb. 73)

Dieses Schema – bezogen auf die Wehentätigkeit – läßt sich in
folgende Abschnitte einteilen:

– Bei Weheneintritt (im Übungsfall sagt die Unterweisende:
  »Die Wehe beginnt«) einmal »tief und langsam« mit Brust-
  atmung durchatmen (Willkommensatmung) (1).
– Im Verlauf der Wehe (bei der Übung etwa 50 Sekunden
  lang) »oberflächlich und langsam« mit Brustatmung
  atmen, pro Minute acht- bis zehnmal (2).
  Immer durch die Nase ein- und durch den Mund ausatmen.
  Gleichmäßig atmen.
– Am Ende der Wehe (in der Übung: »Die Wehe ist beendet«)
  einmal »tief und langsam« mit Brustatmung durchatmen
  (Erholungsatmung) (3).
– Zwischen den Wehen normal atmen (4).

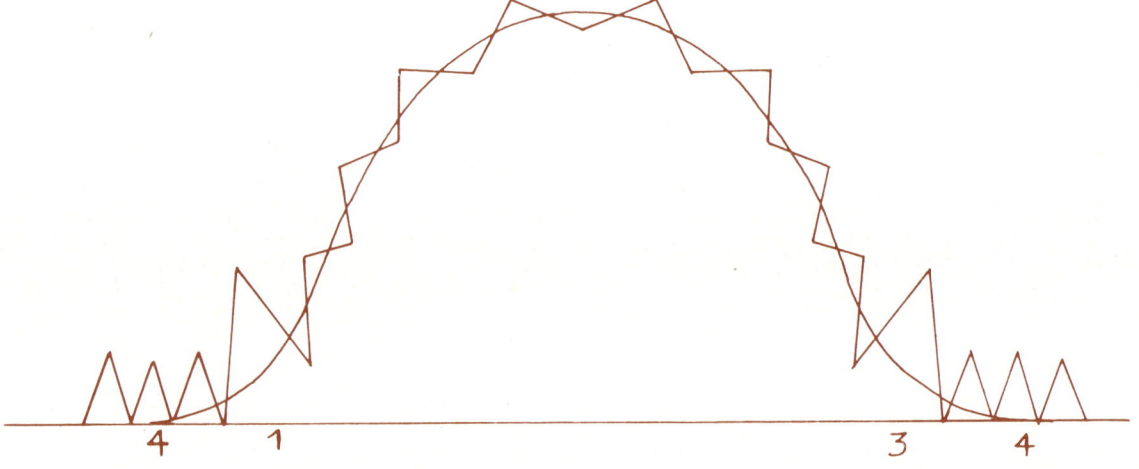

4   1   3   4   Abb. 73

2. Stellung der Schwangeren (Abb. 74)

Es ist ratsam, dieses Atemschema in den drei Grund-
stellungen – im Sitzen, Liegen und Stehen – zu üben.
Vorzuziehen ist jedoch die Seitenlage. Die Schwangere liegt bequem auf einer Seite, neigt Kopf und
Schulter nach vorne, krümmt den Rücken und zieht
das obere Bein an. Während der Wehe, wenn die
Atmung »oberflächlich und langsam« ist, sollte eine
Hilfsperson mit den Handflächen kräftig auf den
unteren Teil des Brustkorbes, den Rippenbogen,
drücken. Die Stelle kann auch in der Lendengegend
liegen, ebendort, wo die Atembewegung am deutlichsten wahrnehmbar ist. Die Hände der Helferin heben
und senken sich dann bei jeder Ein- und Ausatmung.

3. Übungsrhythmus

Diese Übung zweimal täglich durchführen und jedesmal das gesamte Schema über zwei Wehen lang, in
verschiedenen Stellungen üben. Dabei hat die
Schwangere Gelegenheit, die Braxton-Hiks-Wehen
wahrzunehmen. Das sind schwache, schmerzlose
Wehen, die im letzten Schwangerschaftsdrittel auftreten.

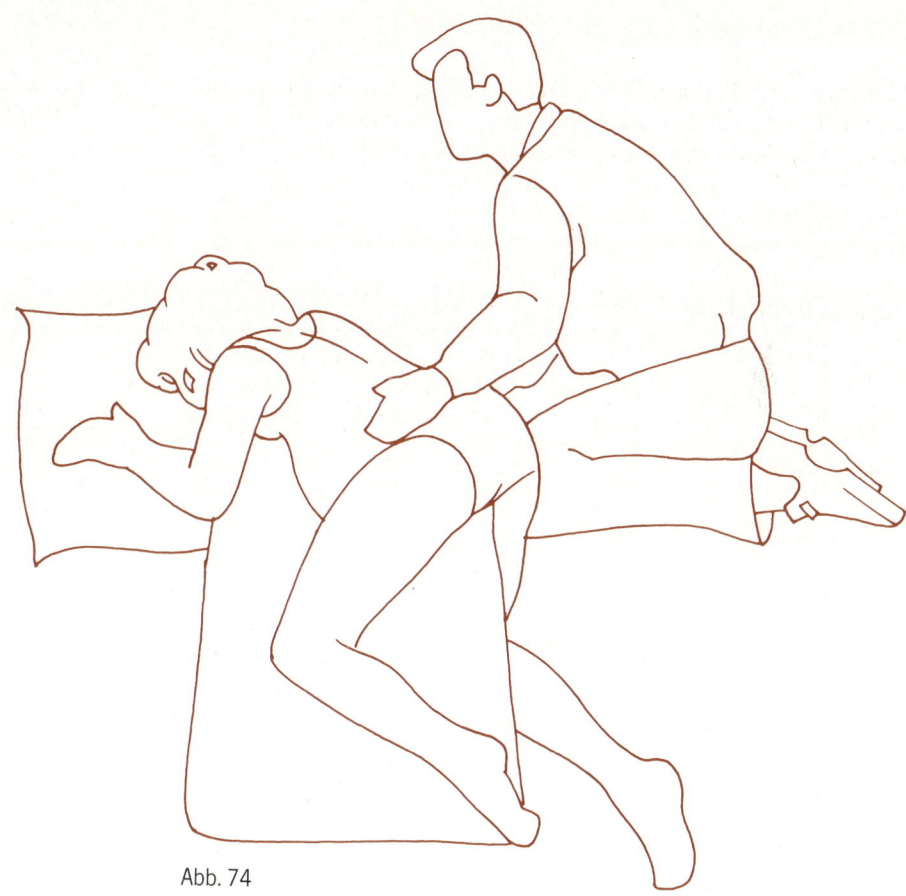

Abb. 74

Atemschema für die aktive Phase

Ziel: In dieser Phase sind die Wehen häufiger und stärker. Die angewandte Atmung sollte nicht nur eine ausreichende Sauerstoffversorgung des Kindes erlauben, sondern auch den Druck verringern, den die luftgefüllten Lungen über das Zwerchfell auf die Gebärmutter ausüben.

1. Technik (Abb. 75)

– Zu Beginn der Wehe bzw. zu Beginn der Übung einen »tiefen und langsamen« Atemzug (Willkommensatmung) machen, bei dem wie immer durch die Nase ein- und durch den Mund ausgeatmet wird (1).

– Während der Wehe »flach und schnell« atmen. Die Art der Atmung paßt sich der Stärke der Wehe an.
  a) Zu Beginn der Wehe nur mäßig flach und schnell durch die Nase atmen. Dabei die hohe Brustatmung anwenden. Mit dem klassischen Seufzerlaut ausatmen.
  b) Während die Wehe stärker und unangenehmer wird, immer schneller und flacher atmen, bis die »Schmetterlingsatmung« erreicht ist. Den Mund dabei halb offen lassen, Zähne nicht zusammenbeißen.
  Bei jedem Atemzug etwa die gleiche Luftmenge ein- und ausatmen.

– Zum Ende der Wehe (oder am Ende der Übung) einmal »tief und langsam« mit der kombinierten Atmung durchatmen (3).

– Zwischen den Wehen normal atmen (4).

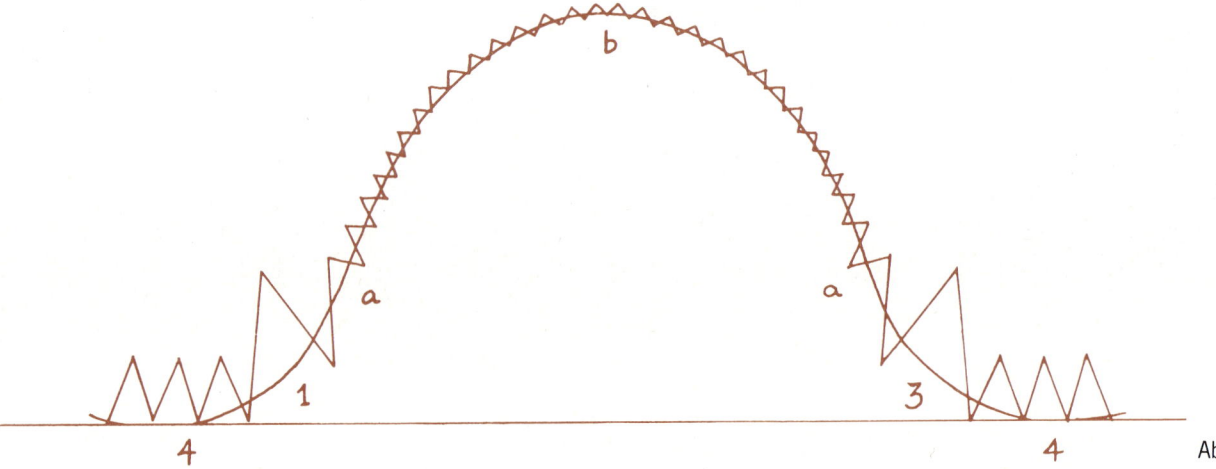

Abb. 75

2. Stellung der Schwangeren (Abb. 76)

Sitzen oder Liegen, wie beim vorhergehenden Atemschema. Hier soll die Hilfsperson die Handflächen
unterhalb der Schulterblätter auf den Rücken der
Schwangeren legen, dort wo die Atembewegungen
am deutlichsten sind.

3. Übungsrhythmus

Diese Atemübungen täglich zweimal, im Sitzen und
Liegen, üben. Dabei jedesmal eine Wehe von 90
Sekunden simulieren.

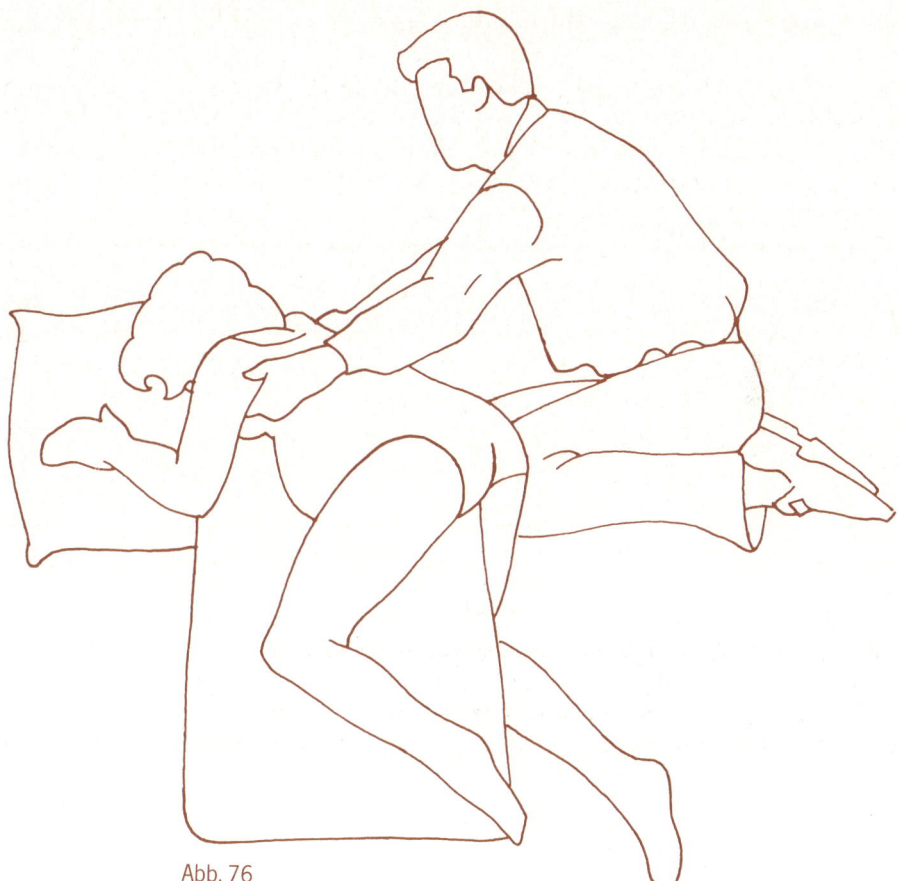

Abb. 76

Atemschema für die Übergangsphase

Ziel: In dieser Phase sind die Wehen sehr intensiv. Zeitweise kann die Schwangere den Drang zu pressen verspüren. Das hier angewandte Atemschema soll den Schmerz so gering wie möglich halten und ein zu frühes und unkontrolliertes Pressen verhindern.

1. Technik

– Zu Beginn der Wehe wie immer einmal tief in Brustatmung durchatmen, jedoch etwas schneller als sonst (1).

– Bei zunehmender Wehenstärke »oberflächlich und schnell« atmen (hohe Brustatmung durch den Mund oder »Schmetterlingsatmung«). Die Atemzüge werden allmählich immer schneller.

– Sobald der Preßdrang unbeherrschbar wird (Übungsanweisung: »Sie haben das Bedürfnis zu pressen«), »schnell/langsam« und tief atmen (blasende Atmung) (3). Wie bereits erwähnt ist dabei das Wesentliche, daß einer raschen, jedoch verhältnismäßig tiefen Einatmung, eine sehr langsame Ausatmung folgt, wobei die Luft kontrolliert ausgeblasen wird. (Zur Erinnerung: Eine Flamme zum Flackern bringen.)

– Nach Abklingen des Preßdranges die »oberflächliche und schnelle« Atmung wieder aufnehmen, mit Abklingen der Wehe langsamer und weniger hoch atmen.

– Bei Wehenende einmal tief und langsam in Bauchatmung durchatmen (4).

– Zwischen den Wehen: normal atmen (5).

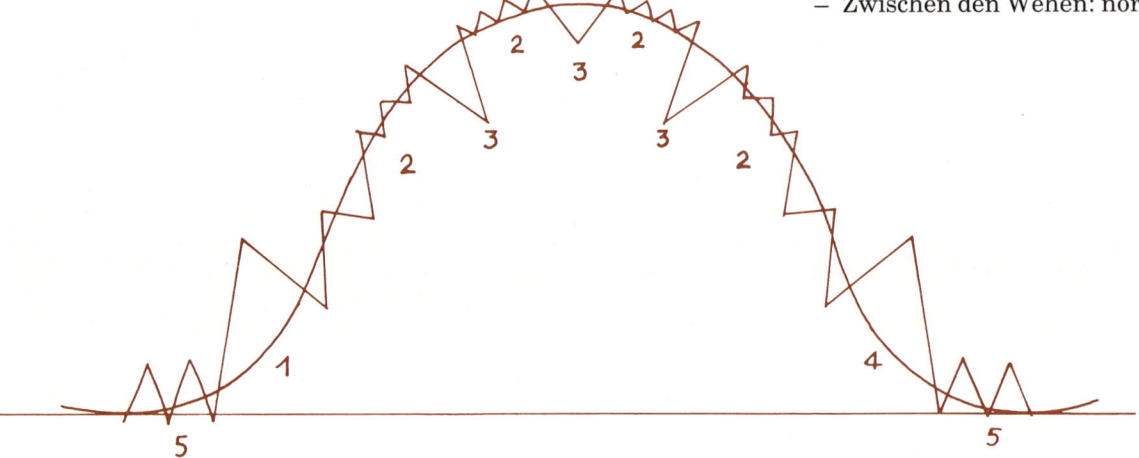

Abb. 77

2. Stellung der Schwangeren (Abb. 78)

Dieses Atemschema vorzugsweise im Sitzen üben, entweder im »Schneidersitz« oder besser noch mit gespreizten, angewinkelten Beinen. Den Rücken gegen eine Wand oder gefaltete Kissen lehnen. Während der »Schmetterlingsatmung« möglichst die Finger an die Wangen lehnen, um sich auf diesen Körperteil zu konzentrieren. Es ist wichtig, bei diesen Übungen die Schulter hängen zu lassen und sich ganz zu entspannen.

3. Übungsrhythmus

Diese Übungen zweimal täglich durchführen und jeweils zwei Wehen von zwei Minuten Dauer simulieren. Sechs hechelnde Atemzüge und ein blasender Atemzug im Wechsel ausführen.

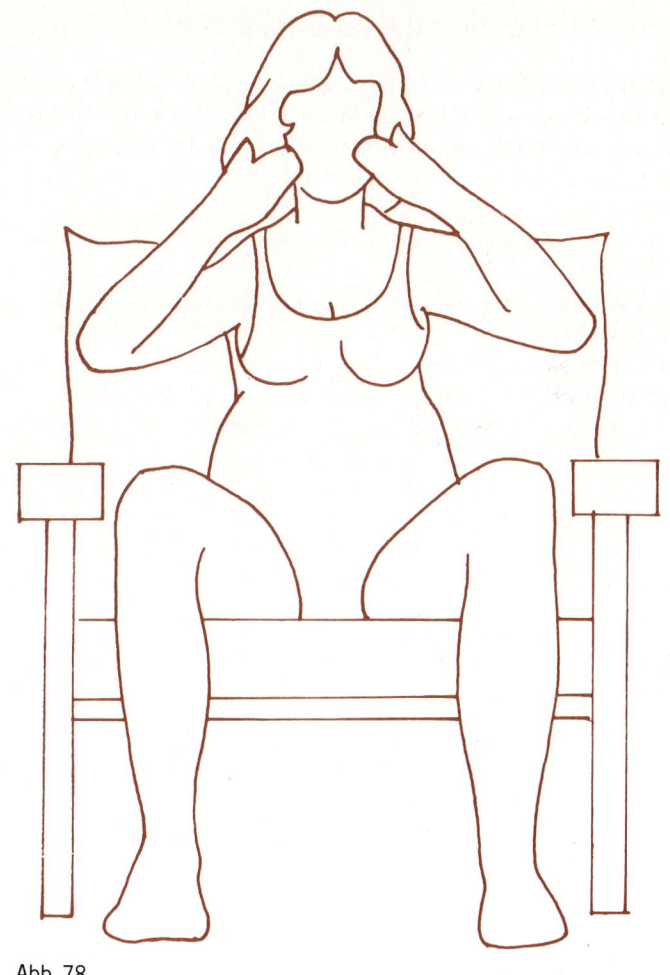

Abb. 78

Atemschema für die Austreibungsphase

Ziel: Sobald der Muttermund eröffnet ist, sollen die Preßwehen das Kind aus der Gebärmutter herausdrücken. In dieser Phase muß die Atmung die austreibende Kraft unterstützen.

1. Technik (Abb. 79)

– Zu Wehenbeginn einige tiefe, kurze Brustatemzüge durchführen (1).
– Während der Wehe (bei Übungen auf Kommando »Die Wehe ist stark«) einmal tief einatmen (kombinierte Atmung: Bauch und Brustkorb aufblähen) und die Luft so lange wie möglich anhalten (im Vorbereitungskurs wird bis zehn gezählt) (2).
– Gleichzeitig mit dem Zwerchfell nach unten und außen auf die Gebärmutter Druck ausüben. Die Beckenmuskulatur entspannt lassen (Preßversuch).
– Wenn man die Luft nicht mehr halten kann (oder bis zehn gezählt ist) ausatmen, dabei Bauchmuskeln entspannen, wieder einatmen und die Luft anhalten. Diesen Vorgang wiederholen.
– Bei Wehenende (oder im Kurs: »Die Wehe ist vorüber«) mehrmals tief und langsam durchatmen (Bauchatmung) (4) und eine bequeme Lage einnehmen, z. B. entspannt auf dem Rücken liegen.
– Zwischen den Wehen normal atmen (5).

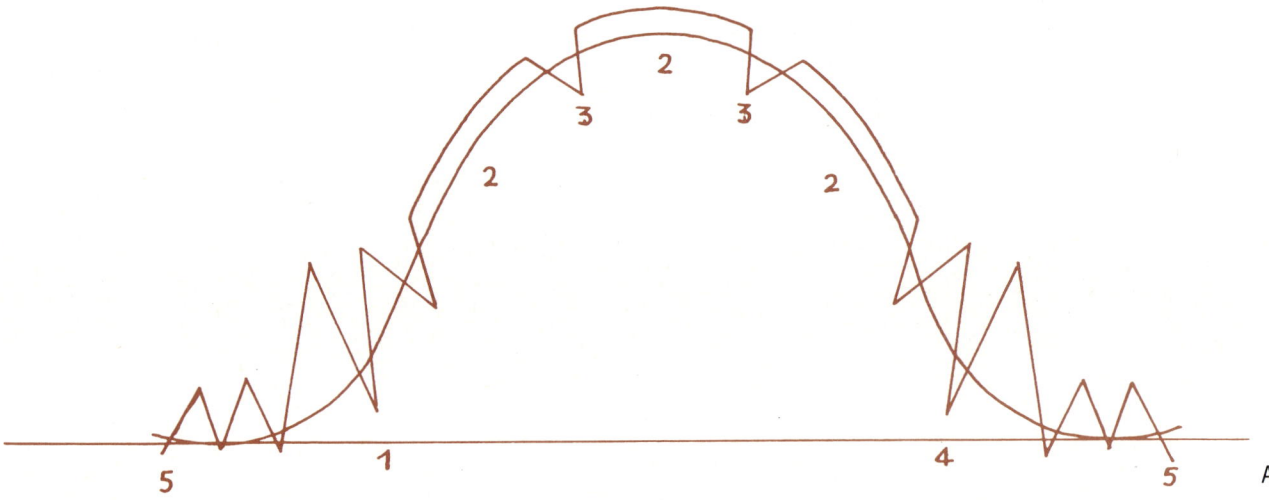

Abb. 79

2. Stellung der Schwangeren (Abb. 80)

Liegen oder sitzen, Lendengegend auf einer ebenen Fläche
gelagert (Boden, Bett).

Während des Pressens Kopf und Schultern um 30 Grad anheben, Beine von vorne oder hinten in Kniehöhe fassen, Ellbogen anheben und vom Körper abspreizen. Kinn auf die Brust
drücken.

3. Übungsrhythmus

Diese Übung nur einmal täglich durchführen.

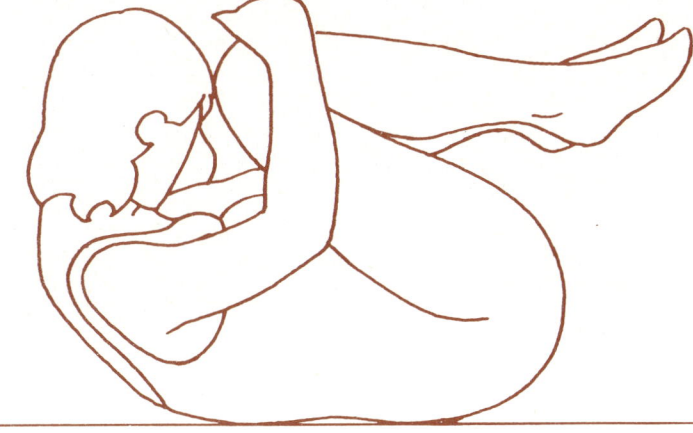

Abb. 80

Entspannungsübungen

Ziel: Die wesentlichen Ziele der Entspannung sind:

– Die innerliche Beruhigung, die Ängsten und Verkramp-
fungen entgegenwirkt und die Selbstbeherrschung fördert.
– Eine Entspannung, die hilft, die beeinflußbare Muskulatur,
die bei der Geburt nicht eingreifen sollte, ruhig zu halten.
Dies ist eine wesentliche Energieeinsparung, die der
Geburtsarbeit zugute kommt und die Sauerstoffzufuhr für
das Kind verbessert.
– Eine Entspannung, die die Funktion der Gebärmutter verbessert.
Dies und die Energieeinsparung ermöglichen eine besser
koordinierte und wirkungsvollere Gebärmutterdynamik.

Durch die bessere Wehentätigkeit und eine zunehmende
Dehnbarkeit des Muttermundes wird dessen Erweiterung
erleichtert und damit die Eröffnungsphase deutlich abge-
kürzt.

Die bei der Vorbereitung erlernte Selbstbeherrschung ermög-
licht eine gute Mitarbeit der Gebärenden in der Austreibungsphase. Körperhaltung, Atmung und Muskelanspannung werden jeweils der entsprechenden Phase angepaßt.

Methoden

Durch die Entspannung möchte man den Körper (physische
oder neuromuskuläre Entspannung) und den Geist (psychi-
sche oder emotionale Entspannung) beruhigen.

Es gibt zahlreiche Methoden, die bei der Geburtsvorbereitung
angewandt werden. Die einen gehen hauptsächlich von einer
körperlichen (motorischen und physiologischen), die anderen
von einer seelischen (autosuggestiven und psychologischen)
Grundlage aus (Autogenes Training nach I. H. SCHULTZ u. a.).

Wir wenden ein kombiniertes System an, das unserer Meinung nach beide Methoden vereint. Wir streben die kontrol-
lierte und die progressive Entspannung aller für die Geburt
unnötigen Muskeln an, versuchen aber auch die Bewußtseins-
lage durch einige Autosuggestiv-Übungen zu ändern.

Entspannungsübungen

Die folgenden Übungen haben eine zunehmende, gesteuerte Entspannung der verschiedenen Muskelgruppen zum Ziel. Dies gilt für den körperlichen wie seelischen Bereich.

Ausgangshaltungen für die Entspannung (Abb. 81 und 82). Auch wenn für die Entspannung keine zwingende Körperhaltung vorgeschrieben ist, so eignet sich für die folgenden Übungen die Rückenlage (mit dem Gesicht nach oben) am besten.

Man legt sich auf ein Bett, eine Luftmatratze oder einen Teppich, legt je ein Kissen unter den Kopf und unter die Knie, spreizt die gestreckten Arme leicht vom Körper ab und richtet den Blick zur Decke.

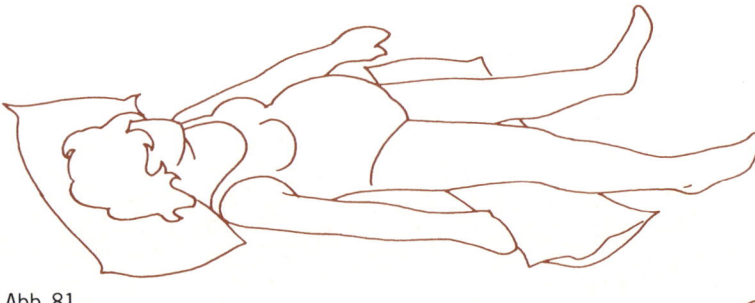

Abb. 81

Konzentrationstraining

Diese vorbereitende Übung ist für die entscheidende Geburtsphase – die Austreibung – äußerst wichtig und sollte bei den Entspannungsübungen niemals ausgelassen werden.

– Die Ausgangshaltung für die Entspannung einnehmen und einige Minuten bewegungslos verweilen. Dabei macht man folgende Denkübung:
– Eine bildhafte Vorstellung wählen, z. B. die »Reise« des Kindes im Geburtsverlauf. Anfangs ist es sicher nützlich, sich diese Reise auf einer Darstellung zu vergegenwärtigen. Nach einer gewissen Zeit ist das wohl nicht mehr erforderlich.
– Die Augen schließen und sich das Bild vorstellen. Die Gedanken dabei auf den im Bild vorgestellten Körperteil konzentrieren. Man stellt sich vor: dieser Körperteil wird zuerst schwer und entspannt sich anschließend.
– Die gleiche Übung mit geöffneten Augen durchführen, dabei einen Punkt im Zimmer anfixieren.

Das Erlernen der geistigen Konzentration ist im Yoga unter dem Namen »harana« bekannt und sehr wichtig für den Erfolg der spezifischen Entspannungsübungen.

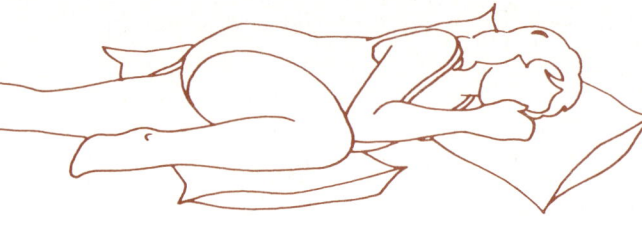

Abb. 82

Spezifische Übungen

In der Folge beschäftigen wir uns mit den Techniken der körperlichen und der seelischen Entspannung jedes einzelnen Körperabschnittes.

Stirn und Augen (Abb. 83)

1. Körperliche Entspannung

– Stirnmuskeln wiederholt anspannen und lockern (Runzeln und Glätten) (a).
– Augenbrauen zusammenziehen und entspannen (dabei die Stirn möglichst nicht runzeln) (b). Mehrmals wiederholen.
– Augenlider 15 bis 20 Sekunden lang fest schließen, dann langsam öffnen.
– Beide Augenbrauen heben, bis man merkt, daß die behaarte Kopfhaut sich zusammenzieht. Am besten legt eine Hilfsperson die Hände über Kreuz wie eine Mütze auf den Kopf.
– Mit geschlossenen Augen den Blick nach oben und unten, rechts und links richten und versuchen, dabei die Muskelanspannung, die diese Bewegungen bewirken, wahrzunehmen. Nach einigen Erholungsminuten die gleichen Bewegungen mit geöffneten Augen wiederholen, ohne den Blick auf einen bestimmten Punkt zu richten (d).

2. Seelische Entspannung

Mit geschlossenen Augen bestimmte bewegte Gegenstände vorstellen.

Mit runden Gegenständen beginnen und mit anderen, komplizierteren fortfahren; z. B. gedanklich der Bewegung eines Tischtennisballes folgen, später der eines Fußballes und danach eines aufsteigenden roten Luftballons.

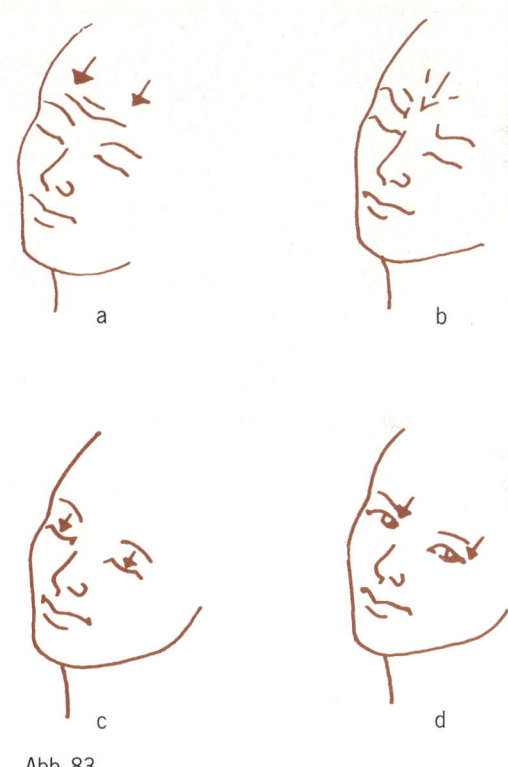

a   b   c   d

Abb. 83

Mund und Kiefer (Abb. 84)

1. Körperliche Entspannung

- Kiefer fest schließen und auf die Spannung im Kieferwinkel und am Schläfenmuskel achten. Anschließend den Kiefer entspannen (1).
- Kiefer öffnen und sich jetzt der Spannung unter dem Ohr bewußt werden (2). Kiefer langsam schließen.
- Die Zähne zeigen, dabei die Lippen aufwerfen und die Anspannung der Wangen beachten. Mund schließen und Lippen entspannen (3).
- Die Lippen zu einem scheinbar gesprochenen »O« formen. Dabei nachspüren, wie sich die Lippen anspannen. Lippen lockern (4).
- Die Zunge im Mund nach hinten legen, bis man ein Ziehen spürt, anschließend die Zunge wieder in die normale Lage bringen (5).
- Den Mund öffnen und die Zunge so weit als möglich herausstrecken. Versuchen, mit der Zunge die Nasenspitze zu erreichen, dann die Zunge zurückziehen (6).
- Ein »Lächeln« aufsetzen und dabei die Muskeltätigkeit der Mundwinkel und Wangen beachten (7).
- Mehrmals Gähnen und versuchen, dabei langsam seufzend auszuatmen.

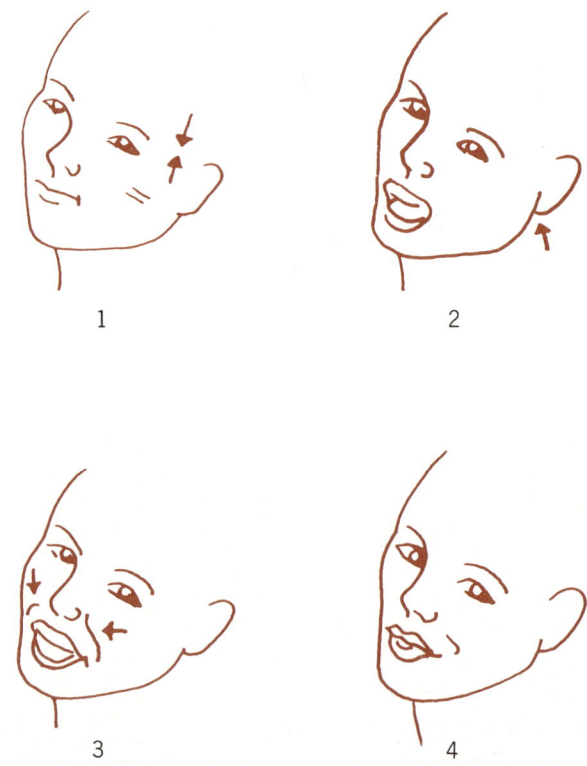

Abb. 84

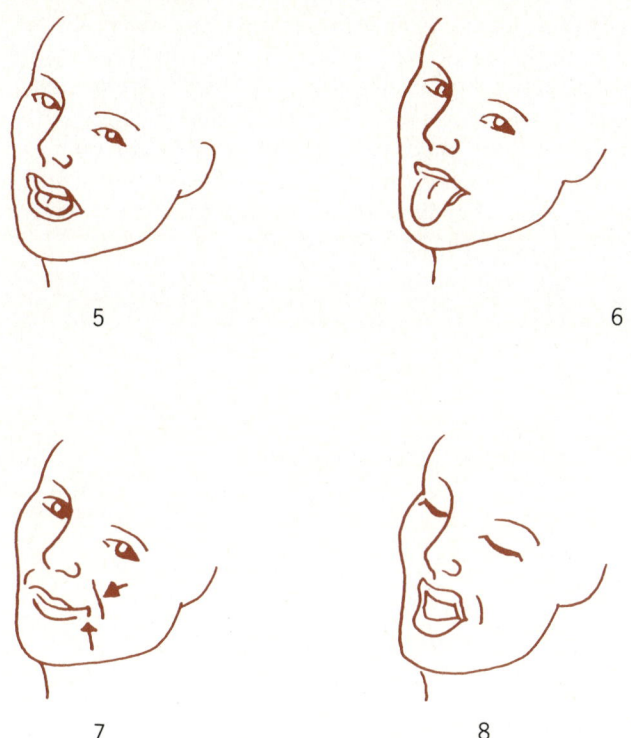

5

6

7

8

2. Seelische Entspannung

– Sich die verschiedenen Berührungspunkte der Zunge mit dem Gaumen, den Lippen, den Zähnen usw. vorstellen.
– Sich vorstellen, eine ganz reife Birne zu essen: wie man hineinbeißt, wie der Saft an den Mundwinkeln herunterfließt, die Kau- und Schluckbewegungen, den Geschmack und sogar den Geruch.
– Sich vorstellen, die Zunge werde immer größer, bis sie den Punkt erreicht hat, daß sie nicht mehr in den Mund paßt.
– Sich vorstellen, daß man immer größer werdende Dinge in den Mund nimmt: eine Kirsche, eine Pflaume, eine Apfelsine usw.

Hals und Schultern (Abb. 85 und 86)

1. Körperliche Entspannung

– In der Ausgangsposition »Rückenlage« den Hals strecken
und versuchen, die Wand oder das Kopfende des Bettes zu
erreichen. Halsmuskulatur dehnen und entspannen und
dabei auf die Muskeltätigkeit achten (Abb. 85a).
– Die Hände gekreuzt unter den Kopf legen und den Kopf
heben (Abb. 85b). In der Luft eine Kreisbewegung machen.
Den Kopf zunehmend in die Kreisbewegung einbeziehen,
bis man in die Sitzhaltung kommt. Die Übung mehrmals
wiederholen. Anschließend entspannen.

– Im Sitzen den Unterarm so weit wie möglich anwinkeln, so
daß die Handfläche auf der rechten Schulter ruht. Der
andere Arm bleibt locker. Mit dem Ellenbogen in der Luft
eine Schleife oder eine »liegende 8« nachziehen (Abb. 86a).
Die gleiche Übung mit dem anderen Arm wiederholen.
– Im Sitzen oder Stehen eine Hand auf die entgegengesetzte
Schulter legen. Dabei den Trapezmuskel (der von der Wirbelsäule zur Schulter zieht) festhalten.

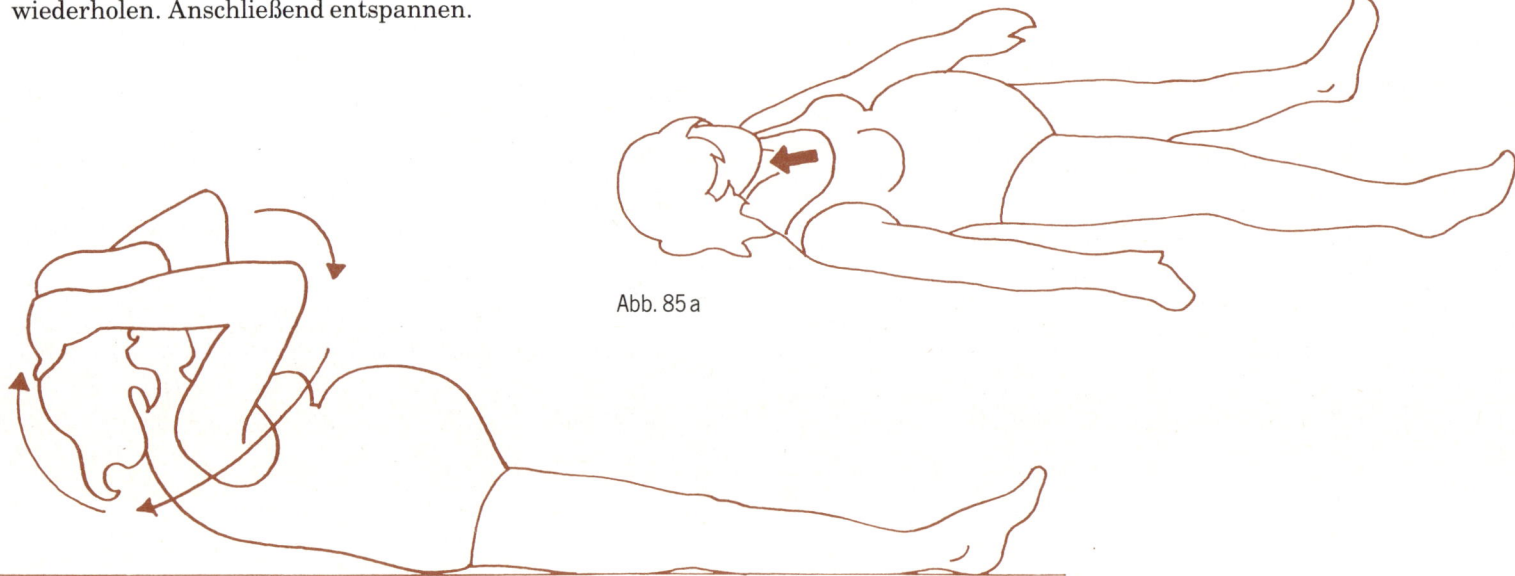

Abb. 85a

Abb. 85b

– Den anderen Arm entspannt lassen (86 b). Dann mit der
  Schulter einen Kreis beschreiben, wie ein sich drehendes
  Rad. Die gleiche Übung auf der anderen Seite wiederholen.
  Entspannen.
– Eine Hilfsperson drückt gegen die Schulter der Schwange-
  ren – erst von vorn (im Sitzen), dann von oben (im Liegen)
  (86 c). Die Schwangere versucht, die Schulter unter dem
  Druck bewußt zu entspannen (86 d).

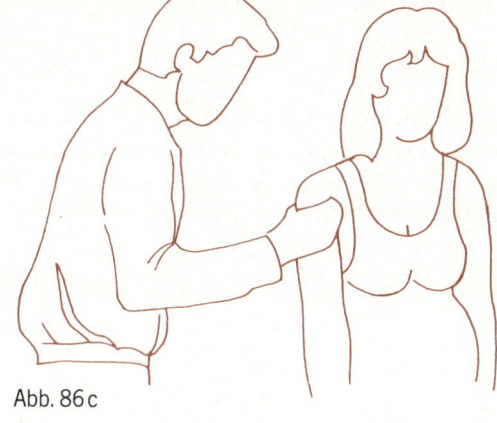

Abb. 86 c

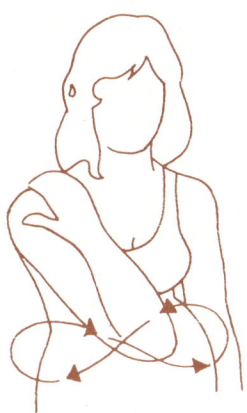

Abb. 86 a

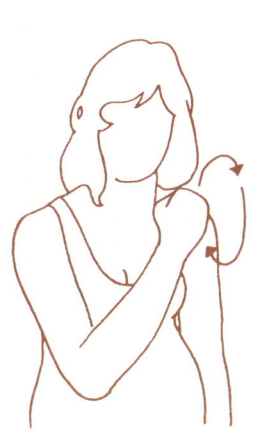
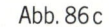

Abb. 86 b

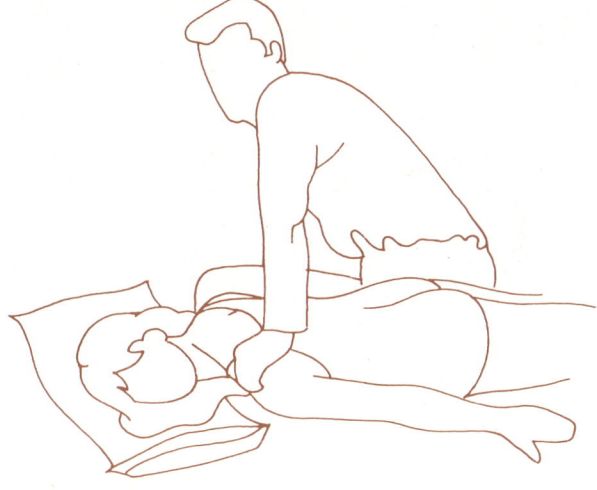

Abb. 86 d

Arme (Abb. 87, 88, 89 und 90)

1. Körper-Übungen

– Die Hand im Handgelenk nach hinten beugen. Dabei soll man die Muskelspannung auf der Außenseite des Unterarmes wahrnehmen (Abb. 87 a). Die Hand lockern und in der Ausgangsposition lassen, bis die Spannung abklingt.

– Die Handflächen nach innen beugen, hier soll man das Ziehen auf der Innenseite des Unterarmes spüren (Abb. 87 b). Nach 30 Sekunden die Hand lockern. Die Übung 2- bis 3mal in Abständen von 3 bis 5 Minuten wiederholen.

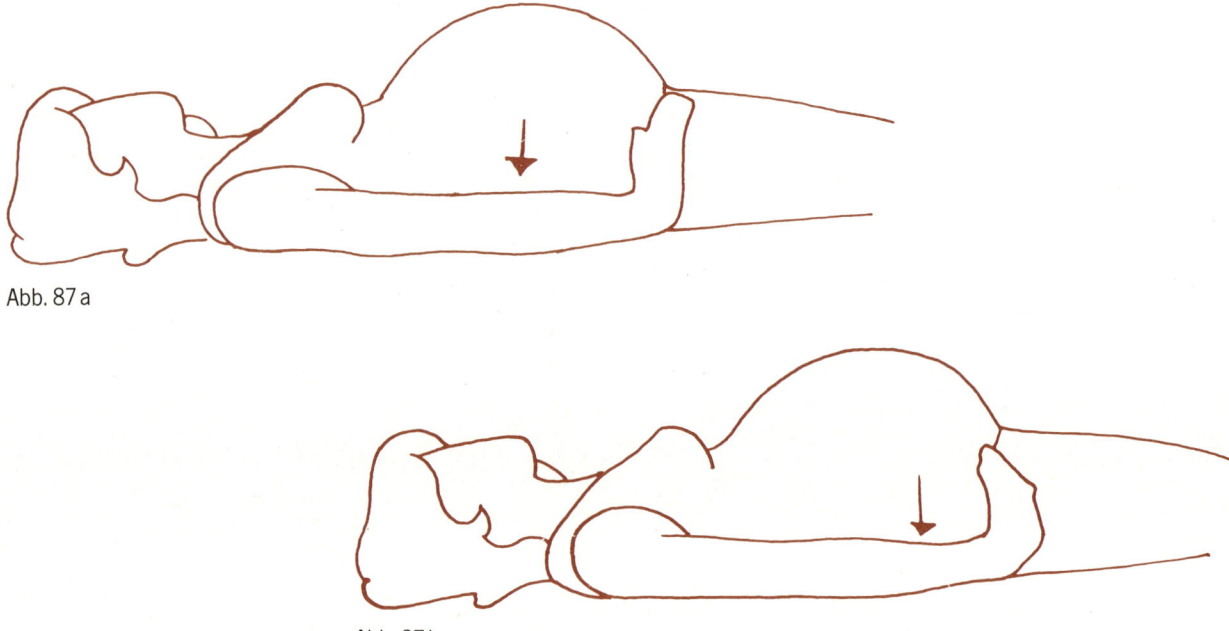

Abb. 87 a

Abb. 87 b

– Den Arm auf den Boden legen und den Unterarm um ca. 30 Grad beugen. Die Hand locker herunterhängen lassen. Es wird ein Ziehen im Oberarm (Bizeps) spürbar. Nach 30 Sekunden den Unterarm fallen lassen und lockern (Abb. 87 c).

– Die Hand auf einen festen Gegenstand (z. B. 2 oder 3 Bücher) legen und das Handgelenk fest dagegen drücken. Dies bewirkt eine Spannung auf der Innenseite des Oberarmes (Abb. 87 d). Nach 20 Sekunden die Hand auf den Boden legen und alle Armmuskeln lockern.

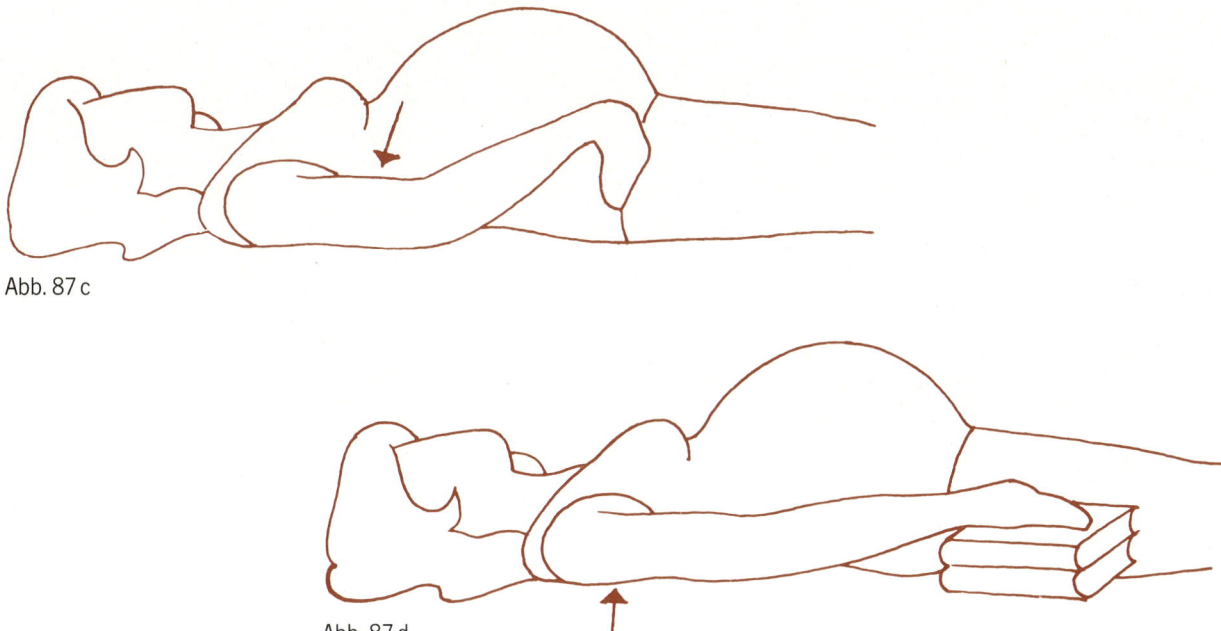

Abb. 87 c

Abb. 87 d

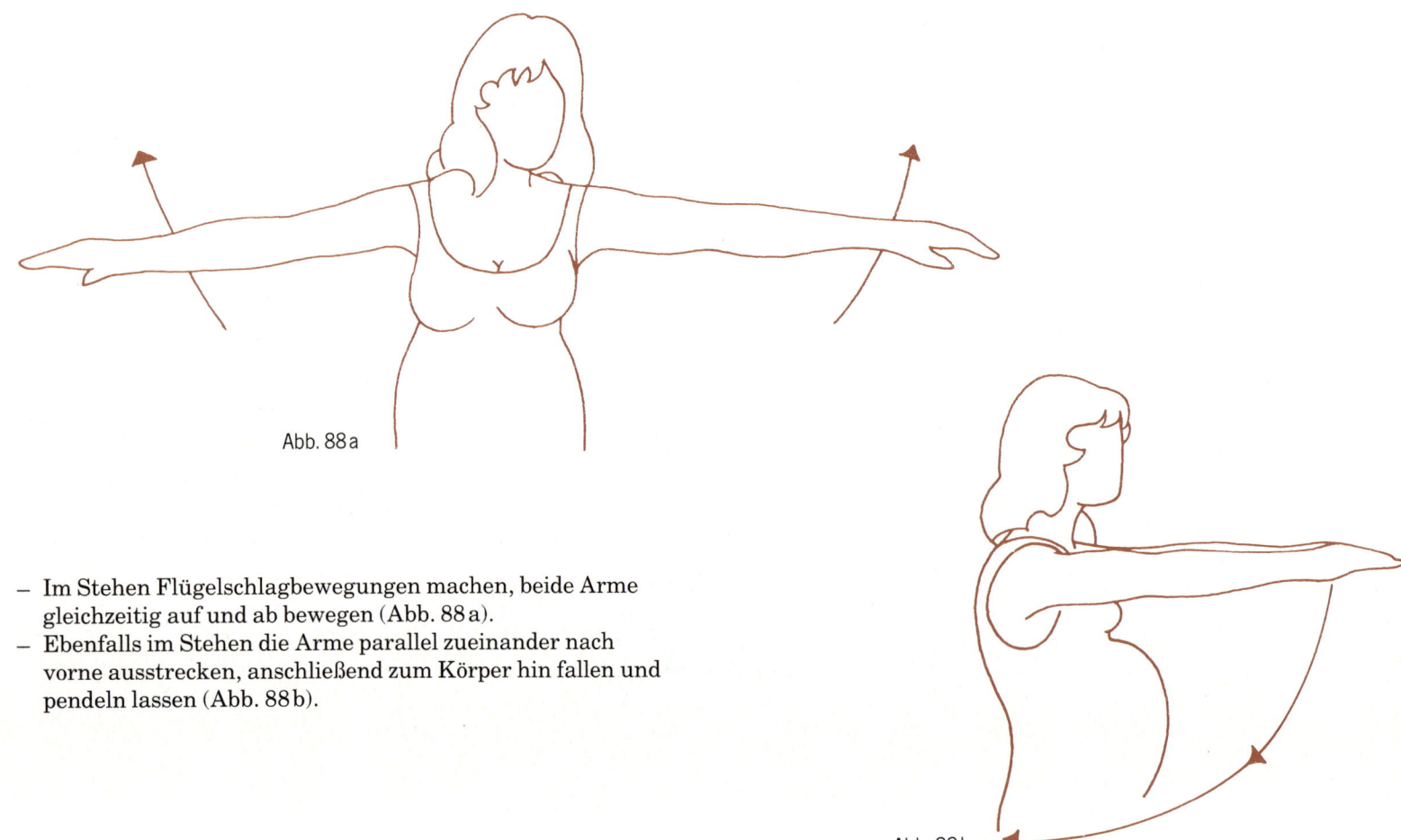

Abb. 88 a

Abb. 88 b

– Im Stehen Flügelschlagbewegungen machen, beide Arme
  gleichzeitig auf und ab bewegen (Abb. 88 a).
– Ebenfalls im Stehen die Arme parallel zueinander nach
  vorne ausstrecken, anschließend zum Körper hin fallen und
  pendeln lassen (Abb. 88 b).

– Den ganzen Arm anspannen. Eine Hilfsperson drückt mit den Händen – von der Schulter ausgehend – den Arm mehrmals bis zu den Handgelenken herab zusammen. Dort, wo Druck bemerkt wird, den Bereich entspannen (Abb. 89).

– Die Handfläche auf einen Tennisball legen und ihn mehrmals am Boden nach vorn und hinten rollen. Die Finger führen dabei eine kriechende Bewegung aus (Abb. 90).

2. Seelische Entspannung

– Sich vorstellen, daß man einen Schneeball in der Hand hält und ihn schnell knetet. Die Spannung soll in den Händen »fühlbar« werden. Nachdem man den Schneeball im Geist auf jemanden geworfen hat, »spürt« man, wie die Hände warm werden und sich entspannen.

– Man liegt mit geschlossenen Augen auf dem Boden. Ein Arm wird entspannt, und man stellt sich vor, er sei sehr groß, sehr schwer und nicht zu heben. Dabei sich 4- bis 5mal vorsagen »mein Arm ist schwer« und versuchen, an nichts anderes zu denken. Nach 20 oder 30 Sekunden den Arm beugen, tief durchatmen und die Augen öffnen.

– Ähnlich wie in der vorhergehenden Übung sich vorstellen, der Arm sei diesmal »warm«. Sich vorsagen: »Mein Arm ist warm«.

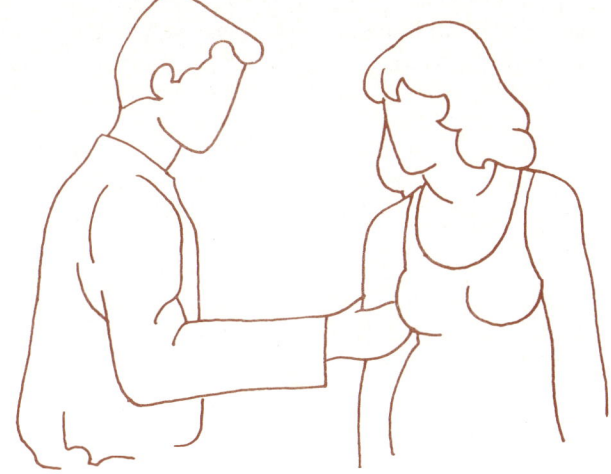

Abb. 89

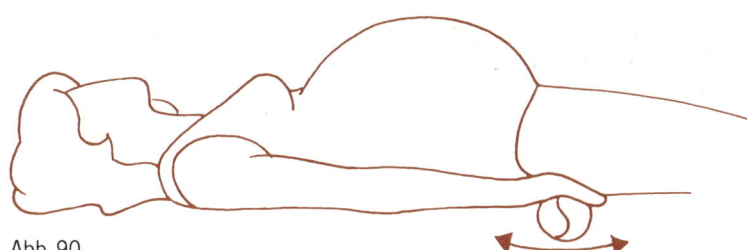

Abb. 90

Oberkörper (Abb. 91)

1. Körperliche Entspannung

– Den Bauch einziehen und sich die Muskelanspannung im
  Unterleib bewußt machen (Abb. 91 a). Anschließend vollkommen entspannen.

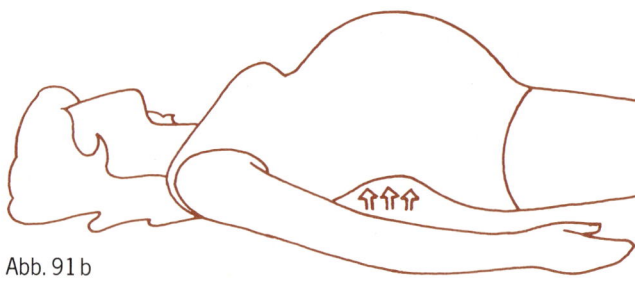

Abb. 91 b

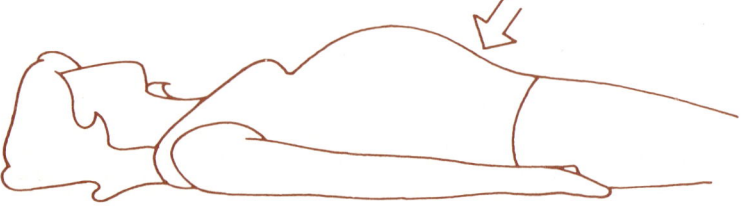

Abb. 91 a

– Den Rücken wölben, so daß ein Hohlkreuz entsteht. Die
  Spannung auf beiden Seiten der Wirbelsäule bewußt spü-
  ren. Nach einigen Sekunden den Rücken wieder auf den
  Boden legen und entspannen (Abb. 91 b).

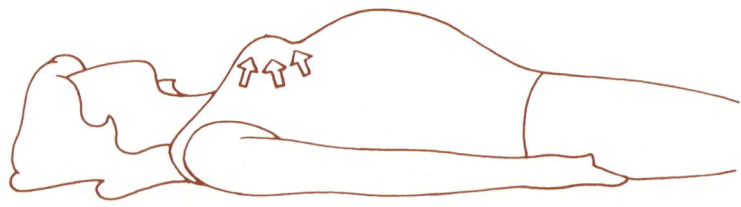

Abb. 91 c

– Langsam tief einatmen und den Brustkorb mit Luft füllen.
  Man bemerkt die Anspannung der Brustkorbmuskulatur
  (Abb. 91 c).

Gesäß (Abb. 92, 93, 94 und 95)

1. Körperliche Entspannung

– Die Gesäßmuskeln mehrmals einziehen (Abb. 92).

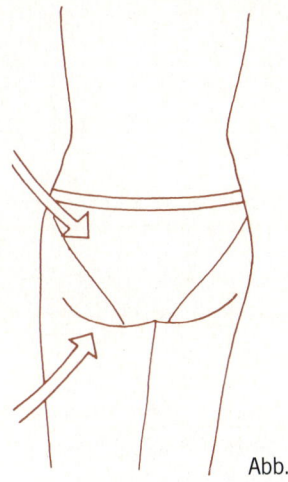

Abb. 92

– In der Rückenlage die angewinkelten Beine mit den Füßen abstützen und nacheinander Gesäß und Rücken anheben, bis nur noch Füße und Nacken den Boden berühren. Rücken nach und nach absenken und bewußt auf jede neue Bodenberührung achten (Abb. 93).

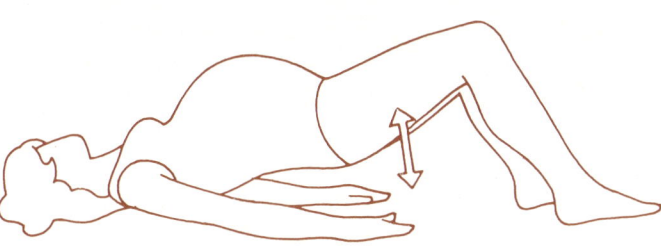

Abb. 93

– Unter die Knie einen Stoß Bücher legen, die Oberschenkel kräftig nach unten drücken. Die Muskelanspannung ist im Gesäß spürbar. Die Bücher beiseite schieben und entspannen (Abb. 94).

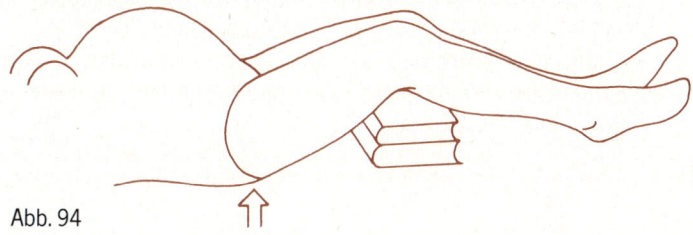

Abb. 94

– Die Gesäßmuskeln entspannen und von einer Hilfsperson kräftig massieren lassen (Abb. 95).

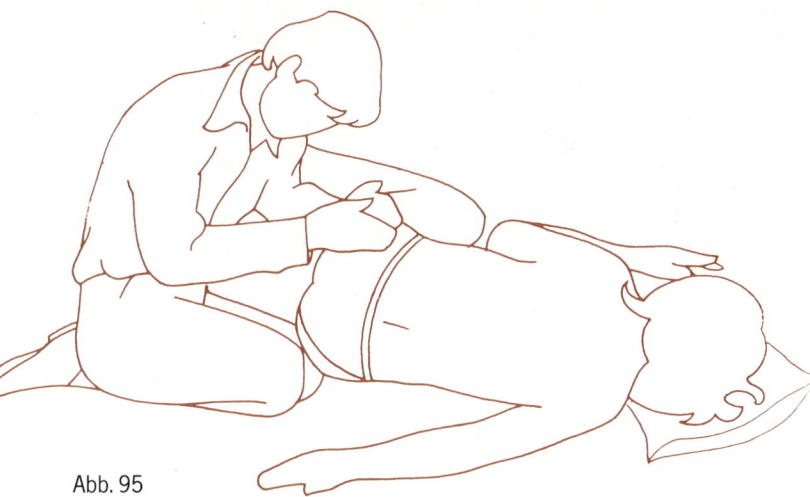

Abb. 95

Beine (Abb. 96 und 97)

1. Körperliche Entspannung

– Den Fuß zum Fußrücken hin beugen und die Spannung an der Vorderseite des Unterschenkels in der Kniegegend beachten. Nach 20 Sekunden den Fuß zurückfallen lassen und entspannen. Die gleiche Übung mit dem anderen Fuß wiederholen (Abb. 96 a).

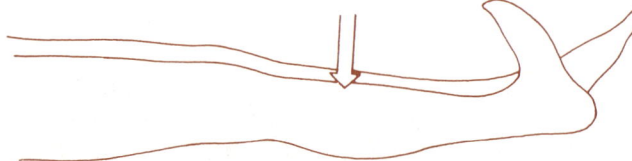

Abb. 96 a

– Fuß und Zehen nach unten strecken – die Muskelanspannung in der Wade spüren (Abb. 96 b). Nach etwa 15 bis 20 Sekunden den Fuß lockern. Die gleiche Übung mit dem anderen Fuß.

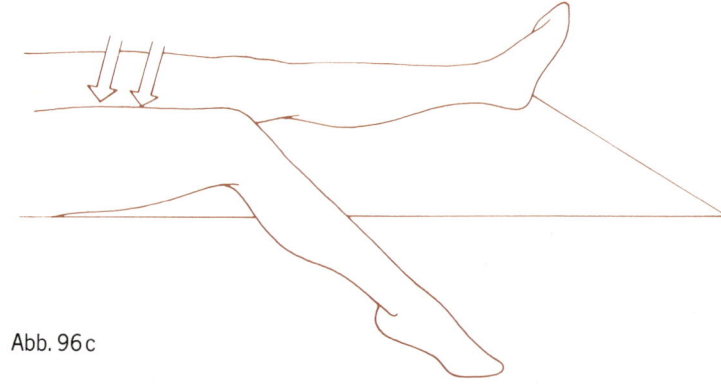

Abb. 96 c

– Ein Bein aus dem Bett strecken, das Bein steif halten, mit dem Fuß den Boden nicht berühren. Das Bein wird mit Hilfe der Oberschenkelmuskulatur gehalten. Tritt ein Ziehen im Oberschenkel auf, Bein entspannen (Abb. 96 c).
– Nun das Bein anwinkeln, so daß sich die Ferse dem Oberschenkel nähert. Das Bein so halten, bis eine Spannung auf der Rückseite des Schenkels zu spüren ist (Abb. 96 d). Die Anspannung unterbrechen und das Bein lockern.

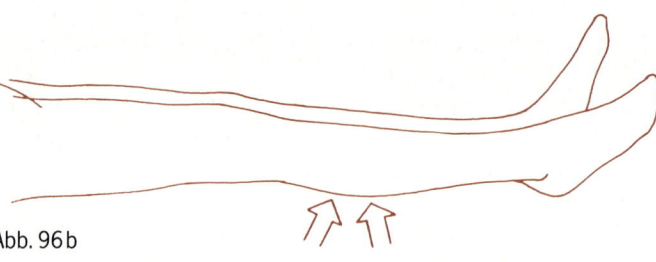

Abb. 96 b

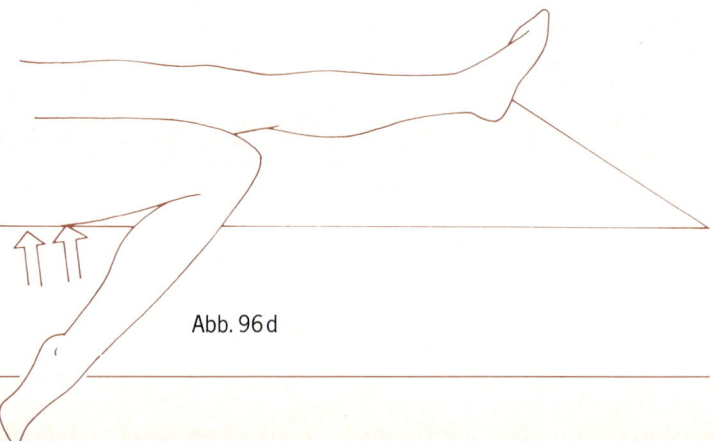

Abb. 96 d

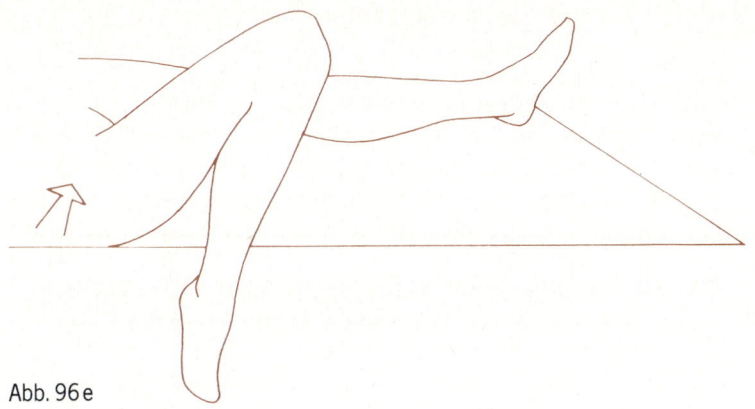

Abb. 96 e

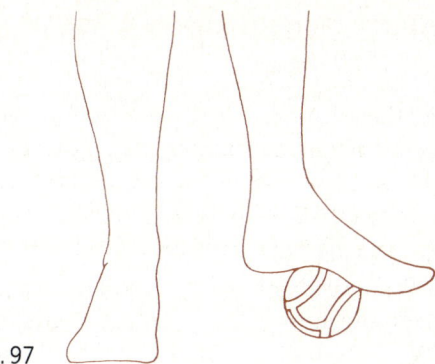

Abb. 97

– Einen Tennisball unter den Fuß legen und den Ball im Stehen vor und zurück rollen. So die Fußsohle massieren. Anschließend den Fuß auf den Boden setzen und fühlen, wie leicht und geschmeidig er im Vergleich zum anderen Fuß ist (Abb. 97).

– Das Bein in die gleiche Stellung wie bei der vorherigen Übung bringen, Oberschenkel etwas anheben (Abb. 96 e). Tritt ein Ziehen in der Hüftgegend auf, entspannen.
– In Rückenlage den Fuß im Sprunggelenk von oben nach unten bewegen (Abb. 96 f). Auf den Widerstand achten.

2. Seelische Entspannung

– Sich vorstellen, daß man auf einem steinigen Strand barfuß läuft. Das »Pieksen« der Steine an den Fußsohlen »fühlen«.
– Sich vorstellen, daß man auf einem feinsandigen Strand barfuß läuft. Die angenehme Berührung des Sandes mit den Fußsohlen »spüren«.
– Sich vorstellen, daß man vom Laufen müde ist und sich zum Ausruhen in den Sand legt. Jetzt versuchen, den Körper vollkommen zu entspannen.
– Die für die Arme beschriebenen Übungen der »Schwere« und »Wärme« mit den Beinen durchführen.

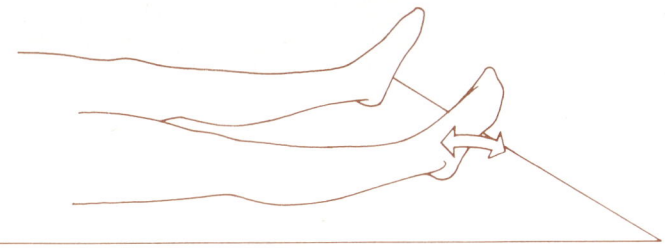

Abb. 96 f

»Marionetten-Entspannungsübungen« nach Sheila Kitzinger

Mit Hilfe der Vorstellungskraft lassen sich nahezu vollständige An- und Entspannungsübungen der gesamten Muskulatur durchführen. Dies ist in den ersten Geburtsphasen von großem Nutzen. S. KITZINGER schlägt vor:

Nehmen Sie Ihre normale Schlafhaltung ein. Machen Sie es sich mit stützenden Kissen richtig bequem, atmen Sie mit einem Seufzer langsam ganz aus und entspannen Sie sich. Stellen Sie sich vor, daß an allen Ihren Gelenken Fäden befestigt sind. Der Faden an Ihrem Ellenbogen wird jetzt ganz allmählich gestrafft. Je nach der Lage, in der Sie sich befinden, wird Ihr Ellenbogen dadurch kaum oder stark bewegt. Dann lassen Sie los. Achten Sie auf die unterschiedlichen Empfindungen dabei. Jetzt befindet sich der Faden in einem anderen Winkel zu Ihrem Gelenk, die Zugrichtung ist also anders. Ihr Ellenbogen wird immer höher gezogen. Dann gibt der Faden nach. Bewegen Sie nur den Körperteil, an dem der Faden zieht. Die

Hand hängt locker am Handgelenk. Die Schulter bleibt entspannt. Lediglich mit dem Ellenbogen geschieht etwas.

Machen Sie mit dem anderen Ellenbogen das gleiche. Dann zieht ein Faden an ihrem großen Zeh, erst an einem, dann am anderen. Danach sind die Fußknöchel, das linke Knie, das rechte Knie, nacheinander die Handgelenke, Zeigefinger, mittleren Fingergelenke, Schultern und Hüften an der Reihe.

Jetzt stellen Sie sich vor, daß je ein Faden am rechten Ellbogen und am rechten Handgelenk befestigt ist, die nacheinander angezogen werden, bis sie beide straff sind. Danach wird erst der Faden am Handgelenk und dann der am Ellbogen gelockert. Dann probieren Sie es in der umgekehrten Reihenfolge. Konzentrieren Sie sich vor allem auf den Zug des Fadens. Erst wenn der unsichtbare Faden straff ist, sollten Sie Ihre Aufmerksamkeit den angespannten Muskeln zuwenden.

Jetzt stellen Sie sich vor, daß ein Faden an Ihrem Oberkopf und einer an der Schädelbasis befestigt ist. Zuerst wird der eine angezogen und dann der andere, dann werden sie nacheinander wieder gelockert. Sie werden merken, daß Sie es in der Hand haben, in welche Richtung die Fäden ziehen. Deshalb ist das kein mechanisches Üben. Es ist wichtig, daß Sie sich auf die Vorgänge in Ihrem Körper konzentrieren, daß Ihnen alle Körperbewegungen, die Sie ausführen, bewußt werden, so daß Sie immer mehr das Gefühl bekommen, mit Ihrem Körper zusammenzuarbeiten.

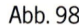

Abb. 98

Übungen für die Austreibungsphase
der Geburt

Hier werden spezielle Stellungen trainiert und Übungen für
die Preßtätigkeit erlernt

Stellungen während der Eröffnungsphase

Man sollte in der Schwangerschaft einige Stellungen üben, die
in dieser Phase eingenommen werden können.

1. Im Sitzen, nach vorne gelehnt (Abb. 99)

Rittlings auf einen Stuhl setzen und sich auf die Rückenlehne
stützen.

Ziel: Das Gewicht des Kindes verlagert sich nach vorn und
entlastet die Wirbelsäule. Die Kreuzschmerzen lassen nach.

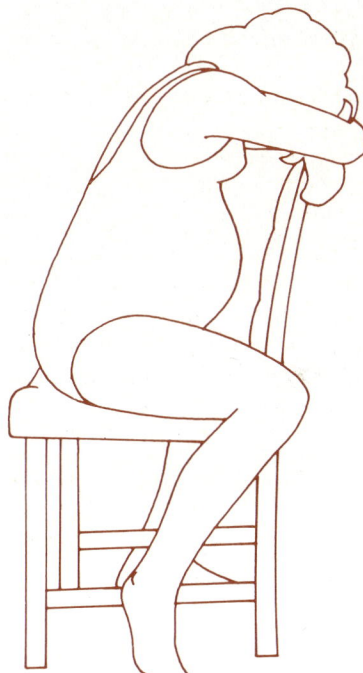

Abb. 99

2. Auf die Knie gehen, nach hinten lehnen (Abb. 100)

Hinknien, Beine auseinander, Körpergewicht nach hinten
verlagern; dabei auf die Arme stützen.

Ziel: Durch diese Stellung erhält das Kind die beste Voraussetzung zur »Kopfeinstellung«.

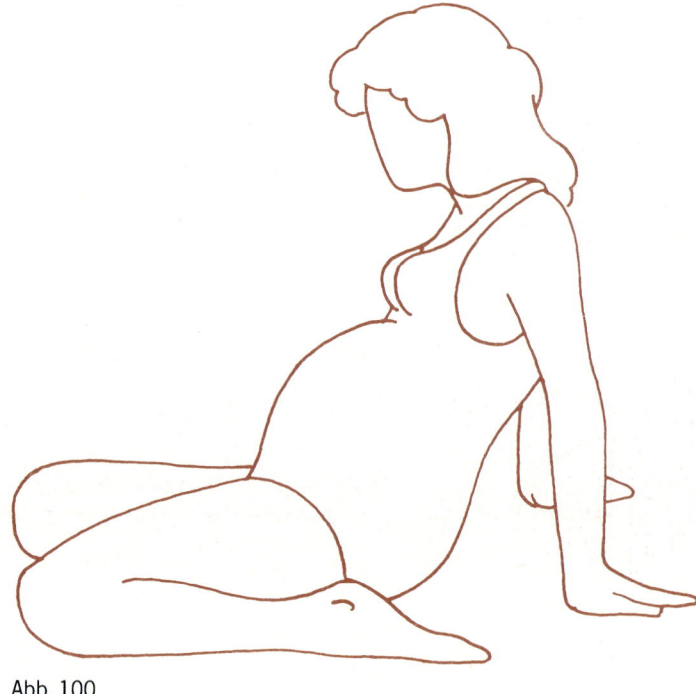

Abb. 100

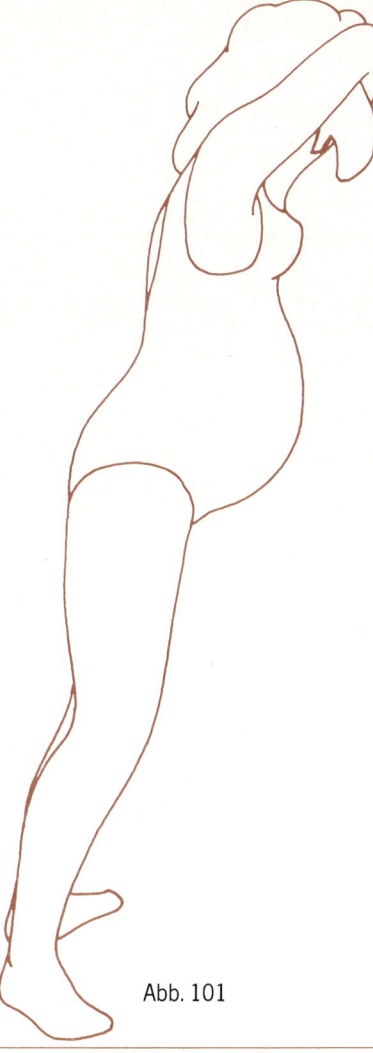

Abb. 101

3. Im Stehen nach vorne lehnen (Abb. 101)

Breitbeinig, mit etwas Abstand zur Wand, hinstellen. Mit gekreuzten Armen dagegen stützen. Dabei hängt der Bauch nach vorne, die Gebärmutter wölbt sich zu einer Art Kugel. Sie drückt in dieser Haltung weniger auf die Lendenwirbelsäule, und das Kreuzbein kann sich besser zusammenziehen.

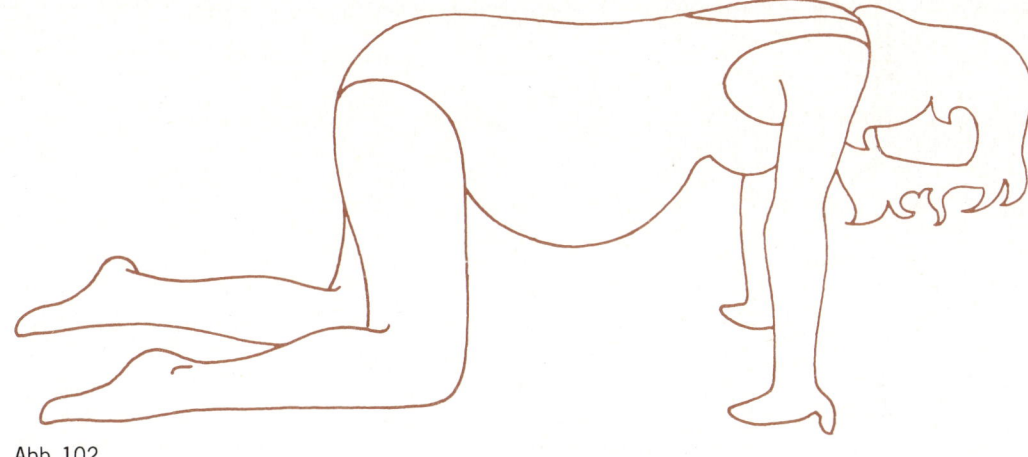

Abb. 102

4. »Vierfüßlerstand« (Abb. 102)

Auf allen Vieren mit Knien und Händen abstützen.

Ziel: Sobald das Kind von der Bauchwand abgestützt wird, lassen die Kreuzschmerzen nach. Einer möglichen Nabelschnurkompression kann so begegnet werden.

Stellungen während der Austreibungsphase

1. In der Hocke (Abb. 103)

Gewicht auf den Vorderfuß verlagern, Knie beugen und spreizen (wie ein Frosch). Rücken gerade halten. Mit Hilfe der Arme das Gewicht ausbalancieren.

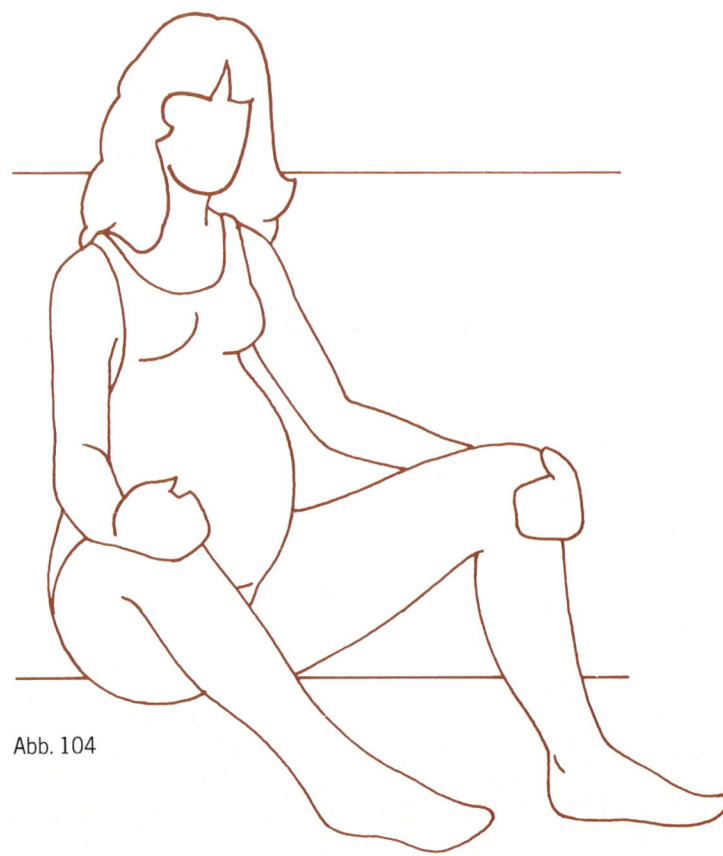

Abb. 104

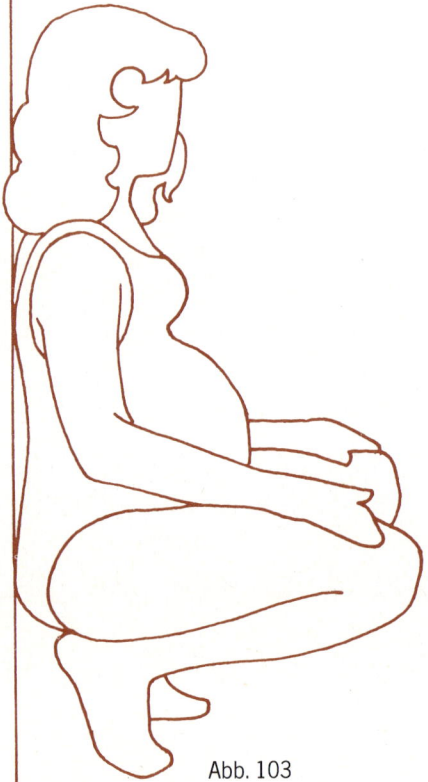

Abb. 103

2. Sitzen

Normal hinsetzen, an eine harte Fläche (oder den Partner) lehnen. Mit beiden Händen die Knie umfassen.

Übungen für die Austreibung

Ziel: Durch diese Übungen soll die Schwangere lernen, die Muskeln des Beckenbodens zu beherrschen. Ebenso lernt sie die notwendigen Kenntnisse über das Pressen und die geeignete Körperhaltung.

Ausgangsposition: Rückenlage.

Übungen

1. Übung nach Kegal (Abb. 105)

– Alle Beinmuskeln anspannen, aber versuchen, Oberschenkel- und Gesäßmuskulatur locker zu lassen.
– Entspannen.
– Den Schließmuskel der Harnblase anspannen.
– Entspannen.
– Die Scheide zusammenziehen, so, als wolle man sie heben, etwa 5 Sekunden lang.
– Langsam entspannen, etwa 10 Sekunden dazu benötigen, so, als wolle man die Scheide senken.

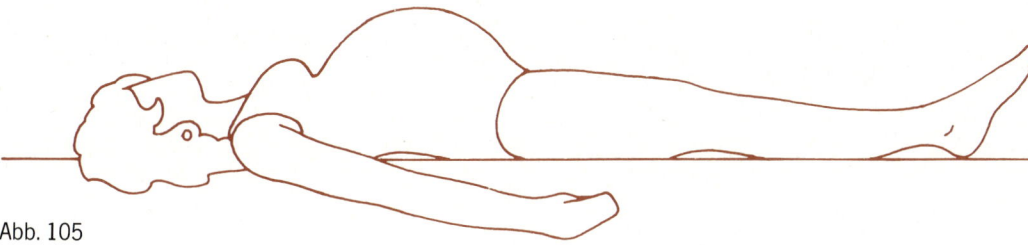

Abb. 105

2. Atemanhalten (Abb. 106)

Ausgangsposition: Rückenlage.

– Einatmen und dabei die Brust heben (Abb. 106 a).
– Die Luft anhalten, Brust senken und durch gleich-
  zeitige Anspannung der Bauchmuskulatur,
  pressen.

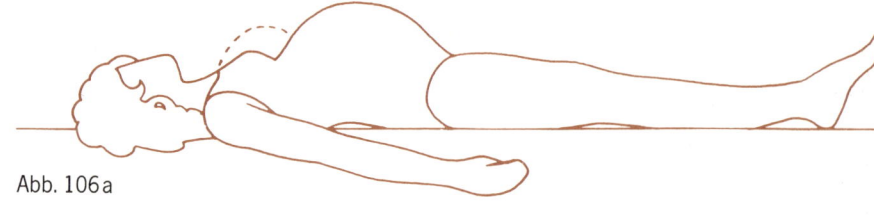

Abb. 106 a

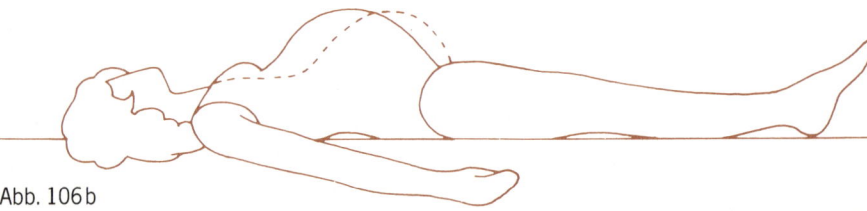

Abb. 106 b

3. Atemanhalten in Preßstellung (Abb. 107)

Ausgangsposition: Rückenlage.

– Kopf heben, beide Beine zum Bauch hin anziehen, mit den
  Händen festhalten. Die Ellenbogen dürfen vom Körper ab-
  stehen.
– Tief durchatmen.
– Einatmen und Luft anhalten.
– Die Muskeln der Bauchpresse anspannen, aber die Damm-
  Muskulatur entspannen.

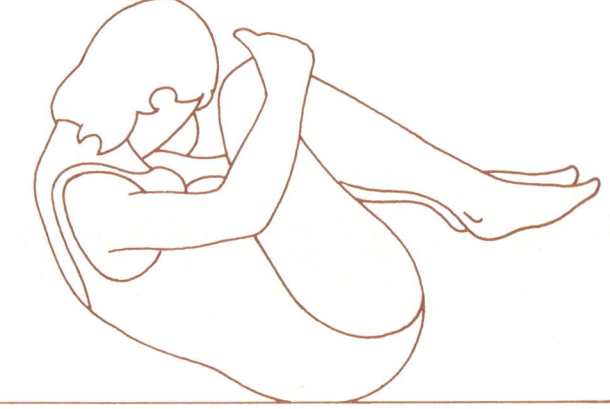

Abb. 107

Zusammenfassung der Schwangerschaftsübungen für die verschiedenen Stadien

	Erstes Drittel	Zweites Drittel	Drittes Drittel
Atemübungen	**Grundtypen der Atmung** • Bauchatmung • Brustatmung • Kombinierte Atmung • Tiefe und langsame Atmung • Tiefe, schnellangsame Atmung • Langsame flache Atmung	• Gleiche Atemübungen wie im 1. Drittel, jedoch zusätzlich mit dem Atemschema für die Eröffnungsperiode • 2- bis 3mal täglich	• Gleiche Atemübungen wie im 1. und 2. Drittel • Atemschema für die Eröffnungsperiode • 1- bis 2mal täglich
Gymnastische Übungen im Stehen	• Korrektur der Grundhaltung • Atemübungen (Windmühlenflügel) • Beinübungen I • Beckenschwingen I • Beckenschwingen II	• Beugung der Wirbelsäule (I) • Beugung der Wirbelsäule (II) • Beinübung II • Wie zuvor	Wie zuvor
Übungen für Becken und Damm	**»Schneidersitz«** • Aufrichten der Wirbelsäule • Strecken der Wirbelsäule I **Auf den Fersen hocken** • Beckenlockerung I • Beckenlockerung II **Rückenlage** • Beckenschwingen • Beckenlockerung I	**»Schneidersitz«** Wie zuvor und zusätzlich: • Knieschaukeln • Körpergleichgewicht **Auf dem Boden sitzen** • Strecken der Wirbelsäule **Übungen im »Vierfüßlerstand«** • Beckenschwingen I • Beckenschwingen II **Rückenlage** • Anheben des Beckens • Beckenlockerung I • Beckenlockerung II • Spreizen der Oberschenkel • Spreizen der Oberschenkel gegen Widerstand	Wie zuvor

Zusammenfassung der Schwangerschaftsübungen für die verschiedenen Stadien

	Erstes Drittel	Zweites Drittel	Drittes Drittel
Kreislaufübungen	• Kreislaufübungen für die Füße I • Kreislaufübungen für die Füße II	• Kreislaufübungen für Beine und Füße	Wie zuvor
Bauchübungen	• Anspannen der querverlaufenden Bauchmuskeln • Anspannen der schrägen Bauchmuskeln I • Anspannen der geraden Bauchmuskeln I	• Anspannen der schrägen Bauchmuskeln II • Anspannen der schrägen Bauchmuskeln III • Anspannen der geraden Bauchmuskeln II • Anspannen der geraden Bauchmuskeln III • Anspannen der geraden Bauchmuskeln IV • Anspannen der geraden Bauchmuskeln V	
Geburtsvorbereitende Übungen		**Stellung während der Eröffnungsperiode** 1. Nach vorne gelehnt sitzen 2. Nach hinten gelehnt knien 3. Nach vorne gelehnt stehen 4. »Vierfüßlerstand« **Während der Austreibungsperiode** • In der Hocke • Sitzen • Preßübungen	

Zweiter Teil

Die Geburt

Physiologische Grundlagen der Geburt

Hier werden die einzelnen Vorgänge während der Geburt beschrieben: zuerst die »naturgegebenen« Grundlagen der Geburt, insbesondere der Weg, den das Kind zurücklegen muß (Geburtsweg), dann die Art und Weise, wie die Hindernisse des Beckens überwunden werden (Geburtsmechanik), sowie die zeitliche Reihenfolge der Ereignisse im Verlauf einer Geburt.

Der Weg des Kindes

Der Weg, den das Kind zurücklegt, wird Geburtskanal genannt. Vom Muttermund bis zum Scheidenausgang sind es 10 bis 12 cm. Dieser Kanal besteht aus dem knöchernen Geburtskanal, dem Becken, den dort befindlichen Weichteilen, dem unteren Teil der Gebärmutter, dem Muttermund, der Scheide und der Beckenbodenmuskulatur (Abb. 108a, b).

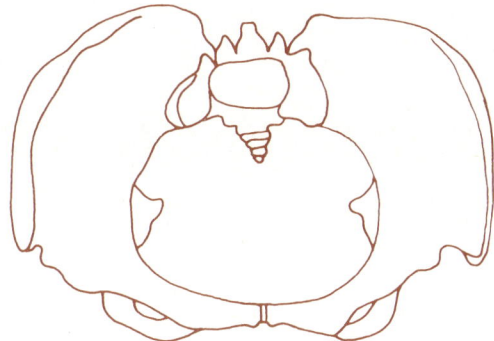

Abb. 108a   Beckeneingang

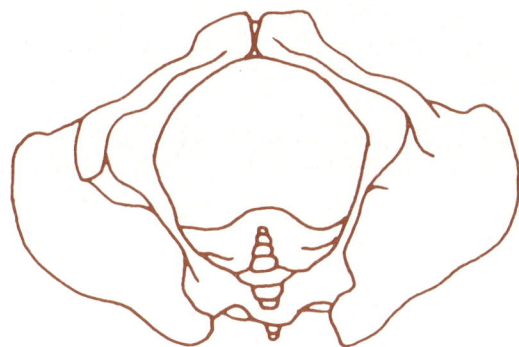

Abb. 108b   Beckenausgang

Aufgrund seiner Unnachgiebigkeit ist der knöcherne Geburtskanal der entscheidende Punkt. Von hinten wird der Kanal vom Kreuzbein, zu beiden Seiten vom Hüftknochen begrenzt. Durch deren Gelenkverbindung entsteht die Öffnung, durch die das Kind hindurchtreten muß (Abb. 108 c).

Beim Becken unterscheidet man den Beckeneingang und den Beckenausgang. Dazwischen liegt die Beckenhöhle. Der Bekkeneingang ist queroval, der Beckenausgang dagegen längsoval. Die Achse des Beckenkanals, die den Weg des Kindes darstellt, verläuft zunächst geradlinig, biegt dann jedoch in die Beckenhöhle ab und steht am Ende fast senkrecht zur Achse des Beckeneinganges (Abb. 108 d).

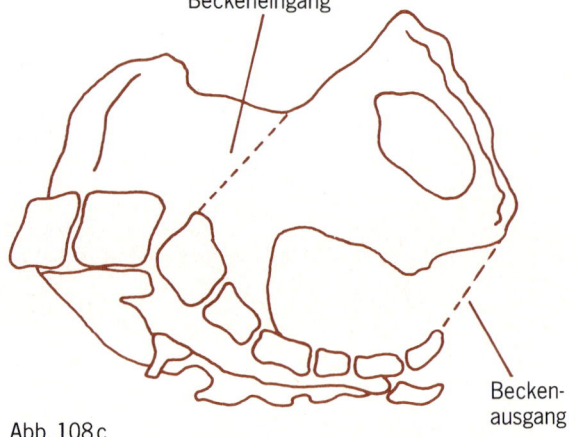

Beckeneingang

Beckenausgang

Abb. 108 c

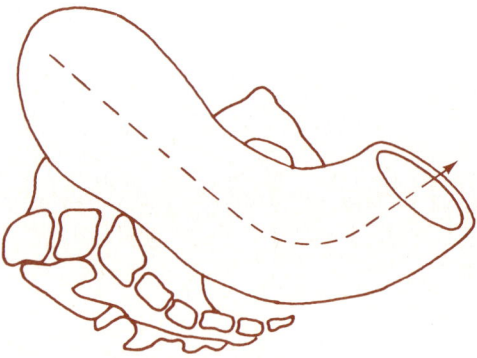

Abb. 108 d

Der Geburtsablauf (Abb. 109)

Alle Bewegungsabläufe auf dem Weg des Kindes durch den Geburtskanal bezeichnet man als Geburtsmechanismus. Das Kind nimmt, um sich dem Geburtskanal anzupassen, eine walzenähnliche Form an. Um auf dem Weg weiter vorwärts zu kommen, sich ihm anzupassen, muß das Kind verschiedene Beuge-Dreh- und Streckbewegungen machen.

Der Geburtsmechanismus besteht im wesentlichen aus sechs Abschnitten.

Erster Abschnitt: Anpassung an den Beckeneingang (Abb. 109 a).

Diese Anpassung findet schon vor Geburtsbeginn statt. Vor dem Einsetzen der Geburtswehen liegt normalerweise der Kopf des Kindes quer im Becken und ist etwas gebeugt. Bei Eintritt der Wehen wird sich der Kopf dem schrägen Beckendurchmesser anpassen und sich beugen. Das Kinn des Kindes legt sich auf seine Brust. Dies ist raumsparend.

Zweiter Abschnitt: Einstellung und Senkung des Kopfes (Abb. 109 b).

Sobald sich der Kopf dem Beckeneingang angepaßt hat, setzt es seinen Weg durch die Beckenhöhle fort. Erreicht der Schädel des Kindes die Höhe des Sitzbeinstachels, so spricht man vom »Eintritt des Kopfes« oder vom »Eintritt in die III. Ebene«. Mit fortschreitender Senkung des Kindes nimmt die Weitung des Gebärmutterhalses zu.

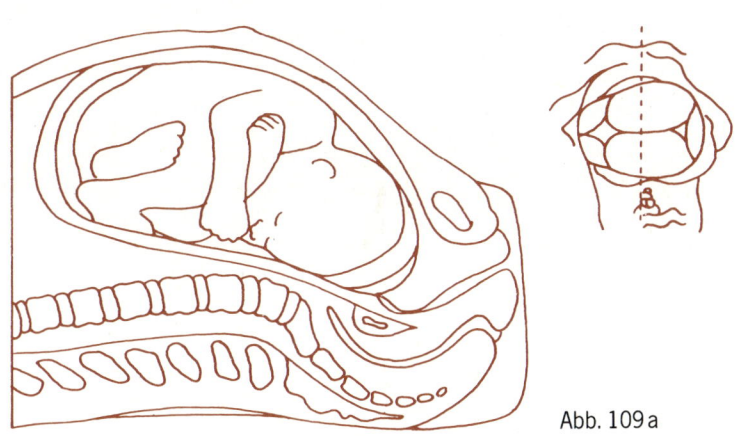

Abb. 109 a

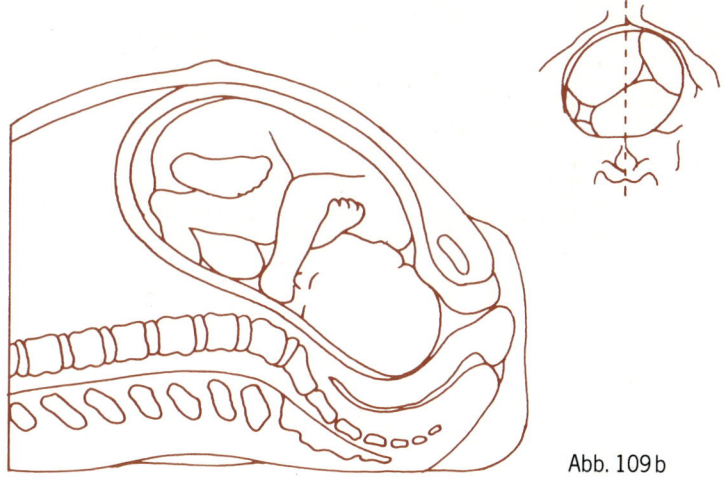

Abb. 109 b

Dritter Abschnitt: Innere Drehung des Kopfes (Abb. 109c). Da die Richtung des Beckeneinganges (querverlaufender, größter Durchmesser) eine ganz andere ist als die des Beckenausganges (längsverlaufender, größter Durchmesser), kann das Kind nur dann vorankommen, wenn es seine Kopfhaltung ändert und den Kopf um 45 bis 90 Grad dreht. Diese innere Drehung ist auch notwendig zur Anpassung der Schultern an den Beckeneingang. Kopfdrehung und Schultereinstellung (eine Schulter nach rechts, die andere nach links gerichtet) sind die Voraussetzungen für den Eintritt der Schultern in das Becken. Das Kind führt also eine Schraubenbewegung aus: Herabgleiten und Drehung.

Vierter Abschnitt: Austritt des Kopfes (Abb. 109d). Durch die ausgeführte Kopfdrehung paßt sich der Kopf dem Beckenausgang an. Das Hinterhaupt tritt unter das Schambein, das dem Kopf als Gegendruckpunkt dient. Jetzt erfolgt der Austritt des Kopfes mit einer Streck-(oder Deflexions-)bewegung, die sich aus dem Druck der Stirn gegen Damm und Steißbein entwickelt.

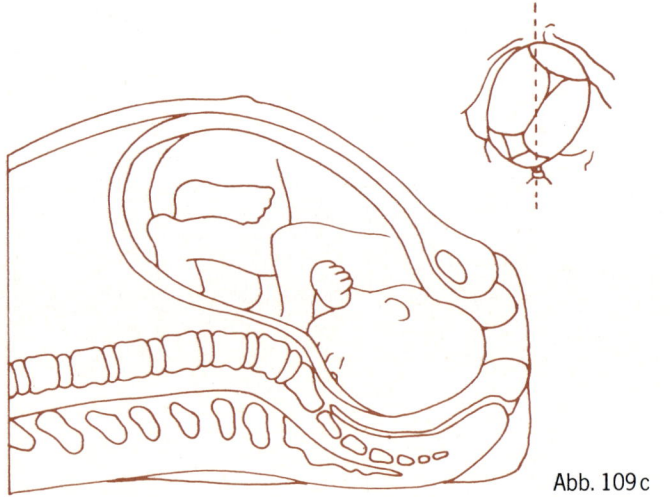

Abb. 109c

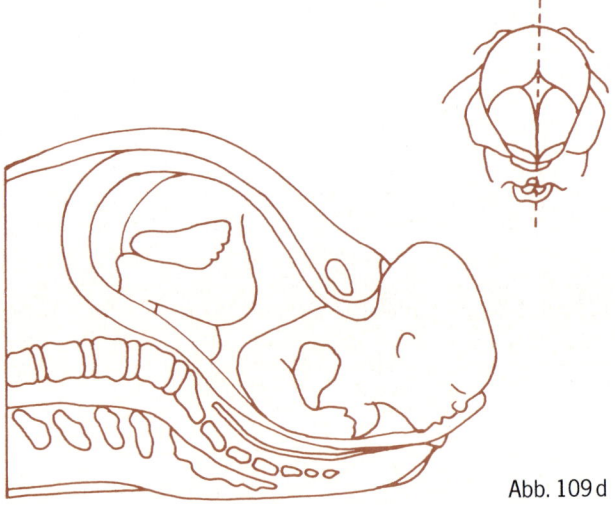

Abb. 109d

Fünfter Abschnitt: Äußere Drehung des Kopfes (Abb. 109 e).

Sobald der Kopf ganz ausgetreten ist, dreht er sich erneut und richtet sich ähnlich wie beim Eintritt in die Beckenhöhle aus. Gleichzeitig erfolgt die 2. innere Drehung der Schultern. Zur Entbindung muß eine Schulter oben hinter dem Schambein, die andere unten vor dem Steißbein liegen.

Sechster Abschnitt: Austritt der Schultern und des Körpers (Abb. 109 f).

Zuerst tritt die vordere, dann die hintere Schulter aus. Dann wird der Körper mit großer Leichtigkeit ausgestoßen.

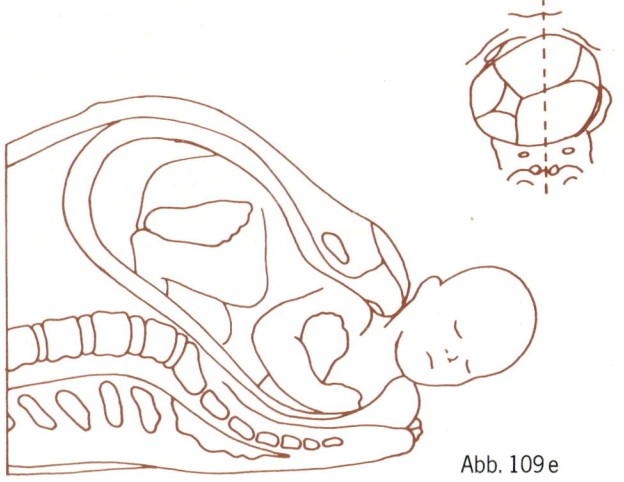

Abb. 109 e

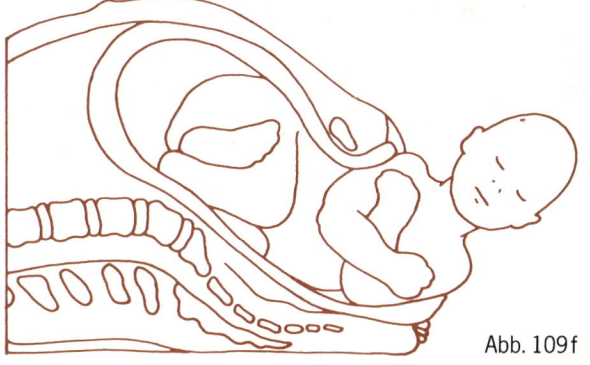

Abb. 109 f

Geburtsverlauf

Bei der Geburt unterscheidet man im allgemeinen 3 Stadien oder Phasen (Abb. 110).

Eröffnungsperiode oder Stadium I

In der Eröffnungsperiode erweitert sich der Muttermund durch die Wehen. Die Eröffnung beginnt mit dem Eintritt der ersten regelmäßigen Wehen und endet mit der vollständigen Eröffnung des Muttermundes, den das Kind jetzt passieren kann.

Die Dauer dieser Phase hängt davon ab, ob die Mutter Erst- oder Mehrgebärende ist. Bei einer Erstgebärenden beträgt die durchschnittliche Dauer 12 Stunden, bei einer Mehrgebärenden gewöhnlich 7 Stunden.

Aus praktischen Gründen unterteilt man diese Periode in drei sehr unterschiedliche Phasen.

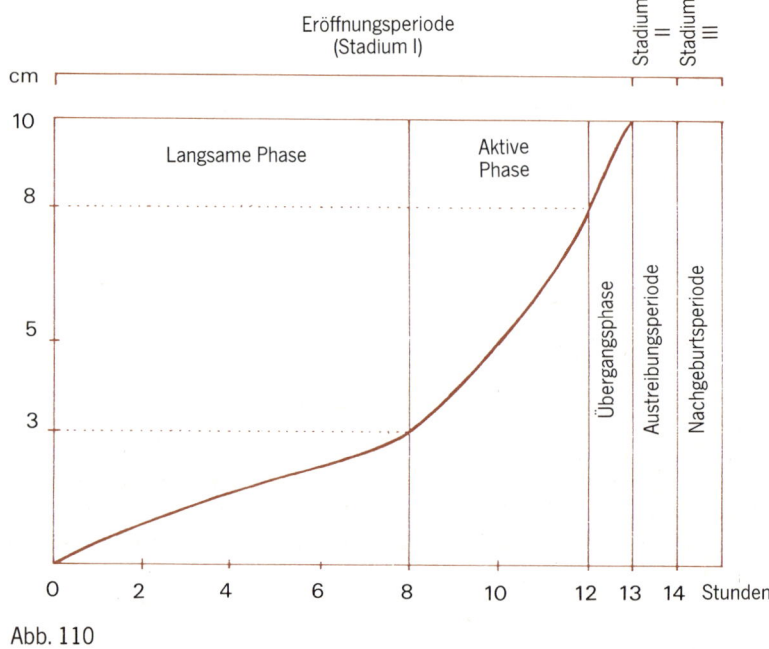

Abb. 110

1. Langsame Phase. In dieser Phase verkürzt sich der Gebärmutterhals (durch das Weiten) und »braucht sich auf«. Die Erweiterung des Muttermundes auf 3 cm wird als Ende dieser Phase bezeichnet. Bei Erstgebärenden dauert sie etwa 8 Stunden, bei der Mehrgebärenden etwas weniger als die Hälfte. Die lange Dauer ist durch die noch schwachen Wehen bedingt. Der erste Abschnitt des beschriebenen Geburtsmechanismus fällt in diese Phase.

2. Aktive Phase. Die Wehen werden häufiger und stärker. Dies führt zu einer schnelleren Eröffnung, so daß bei Erstgebärenden in 4, bei der Mehrgebärenden in 2 Stunden eine Muttermundöffnung von 8 cm erreicht wird. Dies gilt als das Ende dieser Phase.

Während dieses Vorganges stellt sich der Kopf in das Becken ein und dreht sich langsam, um die richtige Position für die Austreibung zu finden (2. und 3. Abschnitt des Geburtsmechanismus). Zu diesem Zeitpunkt springt normalerweise die Fruchtblase.

3. Übergangsphase. Sie wird so genannt, weil sie in allen Punkten ein Übergangsstadium zwischen Eröffnungs- und Austreibungsperiode darstellt.

Bei der Erstgebärenden wird die vollständige Muttermundseröffnung in einer Stunde erreicht. Die Mehrgebärende braucht weniger als eine halbe Stunde. Am Ende dieser Phase hat der Kopf die sogenannte III. Ebene des Beckens erreicht und befindet sich – richtig eingestellt – mit dem Hinterhaupt unter dem Schambein der Mutter (Ende des 3. Abschnittes des Geburtsmechanismus).

Austreibungsperiode oder Stadium II

Die Austreibungsperiode umfaßt die Zeit von der vollständigen Eröffnung des Muttermundes (10 cm) bis zum Austritt des Kindes. Bei der Erstgebärenden dauert diese Periode etwa eine Stunde (manchmal auch länger), bei der Mehrgebärenden 30 Minuten (oder auch kürzer). Diese Phase umfaßt die schon beschriebenen Abschnitte 4., 5. und 6. des Geburtsmechanismus.

Nachgeburtsperiode oder Stadium III

Diese Phase dauert von der Entbindung bis zur Ausstoßung der Nachgeburt – also des Mutterkuchens (Plazenta) – der Eihäute und der Nabelschnur.

Eröffnungsperiode

Langsame Phase

Diese Phase erstreckt sich vom Anfang der Geburt (von den mehr oder weniger regelmäßigen Wehen) bis zu einer Erweiterung des Muttermundes auf 3 cm.

Man kann diese Zeit zu Hause oder bereits im Krankenhaus verbringen.

Merkmale (Abb. 111)

1. Die **Wehen** sind leicht bis mäßig, kommen alle 5 bis 15 Minuten und dauern zwischen 20 und 45 Sekunden.
2. Der **Gebärmutterhals** weitet und verkürzt sich, so daß er seine Walzenform verliert und zu einem dünnen elastischen Ring wird. Die Muttermundöffnung erreicht bis zu 3 cm Durchmesser.
3. Der **kindliche Kopf** tritt allmählich in das Becken ein (1.–2. Ebene).
4. Die **Fruchtblase** bleibt normalerweise unversehrt.

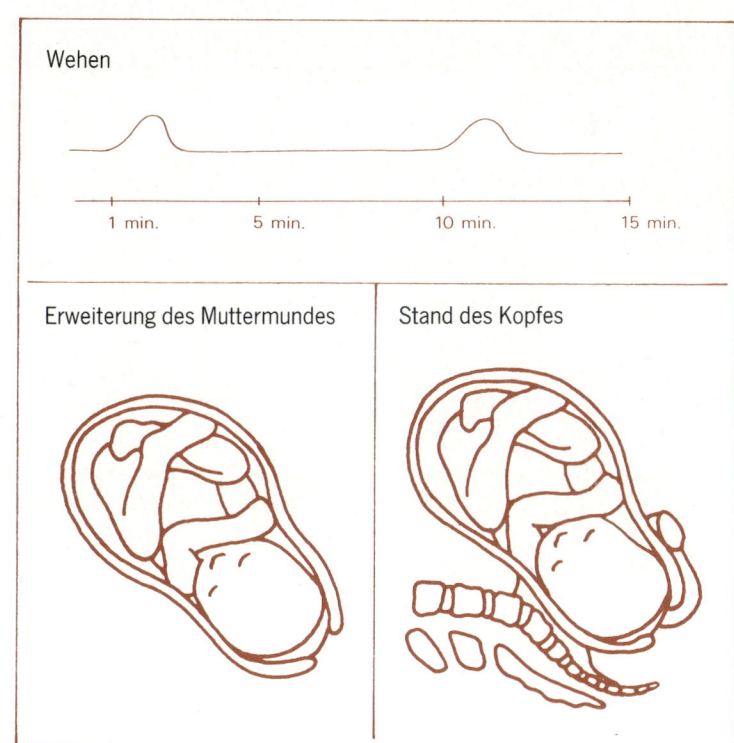

Wehen

1 min.   5 min.   10 min.   15 min.

Erweiterung des Muttermundes   Stand des Kopfes

Abb. 111

Empfehlungen für die Gebärende

1. Allgemeines

– Nahrungsaufnahme: In dieser Phase keine feste
  Nahrung mehr zu sich nehmen. Man kann kleine
  Schlucke Wasser trinken und ein mildes Bonbon
  lutschen.
– Die Blase alle 1½ bis 2 Stunden entleeren.

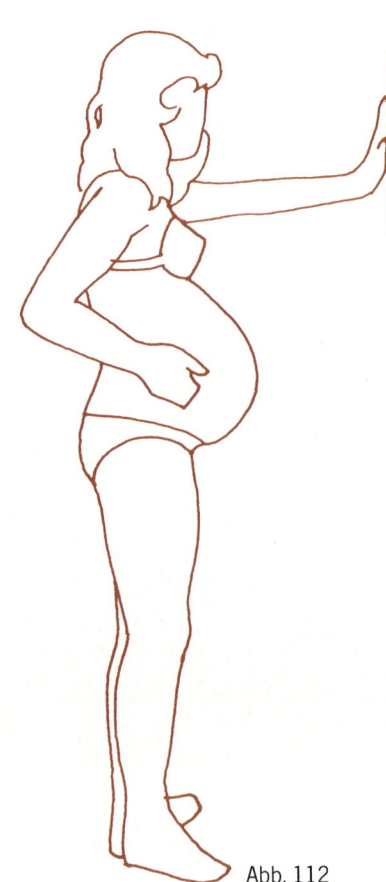

Abb. 112

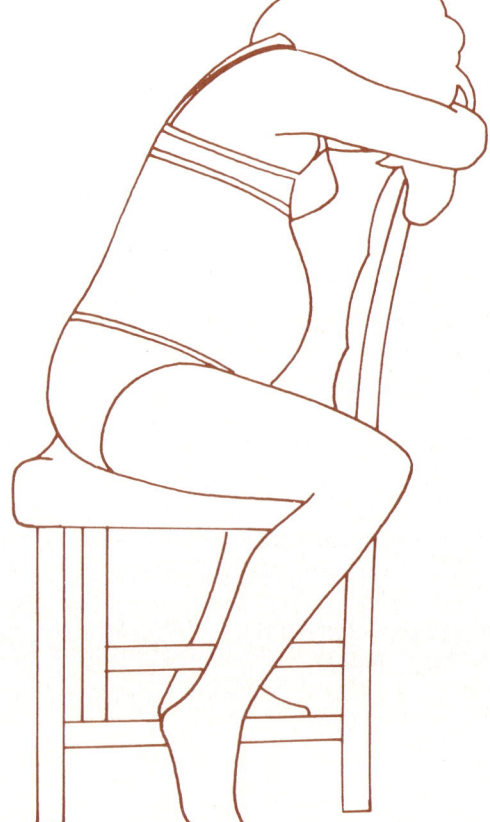

Abb. 113

2. Körperhaltung. (Bettruhe ist nur dann notwendig,
wenn die Fruchtblase geplatzt, der Kopf des Kindes
aber noch nicht in das Becken eingetreten ist.) Die
Gebärende kann folgende Körperhaltungen wählen:

– Stehen oder im Zimmer umhergehen (aufrechte
  Haltung), wenn eine Wehe kommt, stehenbleiben
  und an die Wand lehnen (Abb. 112).
– Normal sitzen, im Schneidersitz oder umgekehrt
  rittlings auf einem Stuhl, nach vorn geneigt
  (Abb. 113).

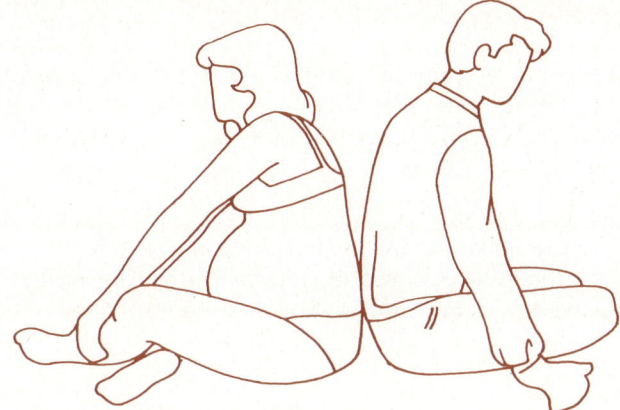

Abb. 114

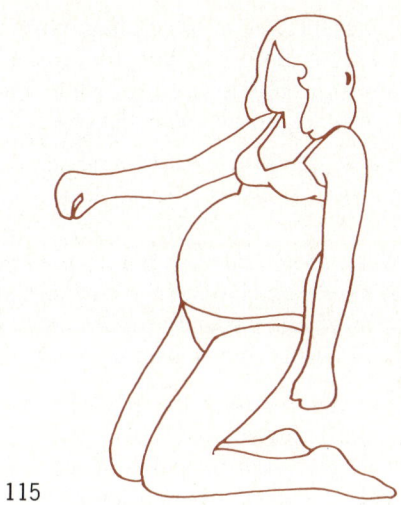

Abb. 115

- Auf einem Bett oder Sofa liegen, am besten in Seitenlage, oder sich am Partner anlehnen (Abb. 114).
- Knien und den Körper nach hinten lehnen (Abb. 115).
- »Vierfüßlerstand« einnehmen (Abb. 116).

Von all diesen Stellungen ist die aufrechte Haltung am empfehlenswertesten. Die Anziehungskraft der Erde unterstützt den Eröffnungsprozeß und die Abwärtsbewegung des Kindes. Die Haltung aber jede Stunde ändern!

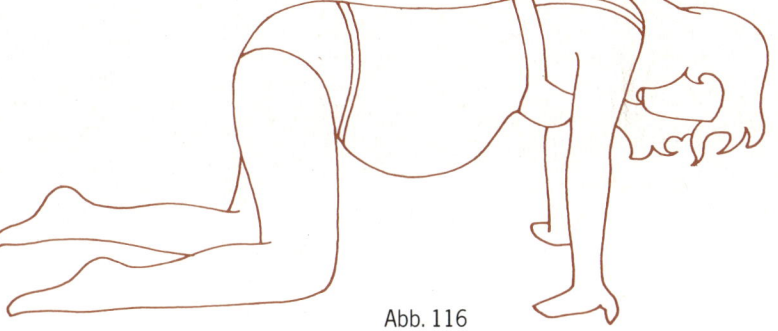

Abb. 116

3. Verhalten. Die Gebärende sollte abgelenkt und vom Geburtsverlauf nicht zu sehr in Anspruch genommen werden. Sie kann lesen, sich mit Menschen, die sie in diesem Augenblick gern um sich hat, unterhalten, Karten spielen.

Normalerweise versucht man der Gebärenden nicht zu viel Aufmerksamkeit zu schenken.

4. Atmung. Wenn die Wehe schwach und so gut wie schmerzlos ist, braucht man keine besonderen Atmungsvorschriften beachten. Sind die Wehen jedoch schmerzhaft, sollte man so atmen, wie auf Seite 70 beschrieben ist.

— Zu Beginn der Wehe eine vollständige Brustatmung »tief und langsam«.
— Während der Wehe Brustatmung »oberflächlich und langsam«, 8 bis 10 Atemzüge in der Minute.
— Am Wehenende Bauchatmung »tief und langsam«.
— Zwischen den Wehen normal atmen.

5. Entspannung. Zu diesem Zeitpunkt ist eine oberflächliche Entspannung notwendig. Gut geeignet ist die »Marionetten«-Entspannungsübung von Seite 94, die zwischen den Wehen durchgeführt wird.

Betreuung der Gebärenden

Obwohl die Wehen und auch die Schmerzen in dieser Phase noch nicht sehr stark sind, können einige allgemeine natürliche Maßnahmen die Beschwerden, vor allem die Rückenschmerzen, lindern.

— Warm duschen.
— Eine Wärmflasche in ein Handtuch wickeln und gegen die Lendenwirbelsäule, das Steißbein oder die Stelle mit den ärgsten Schmerzen halten (Abb. 117).

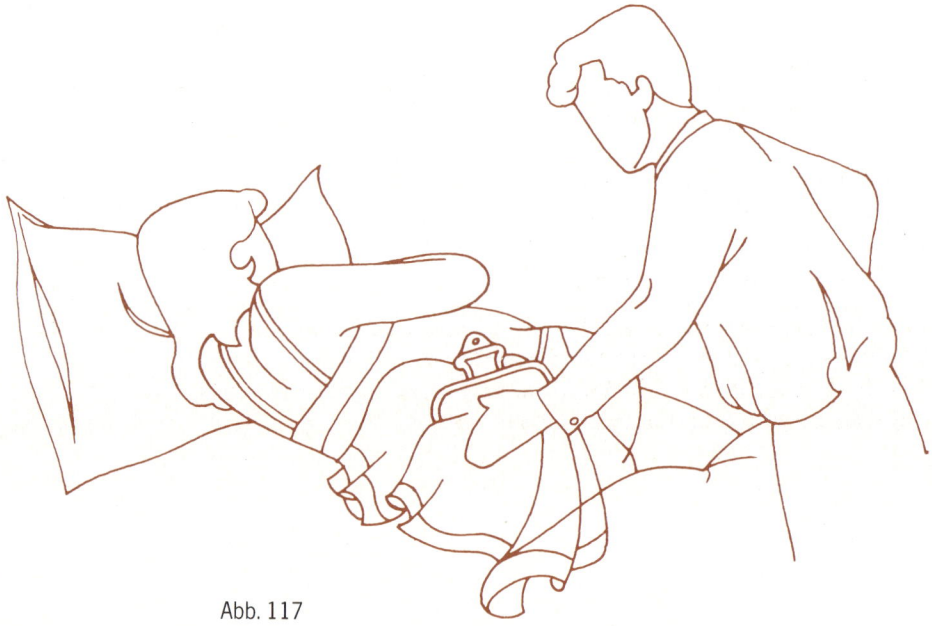

Abb. 117

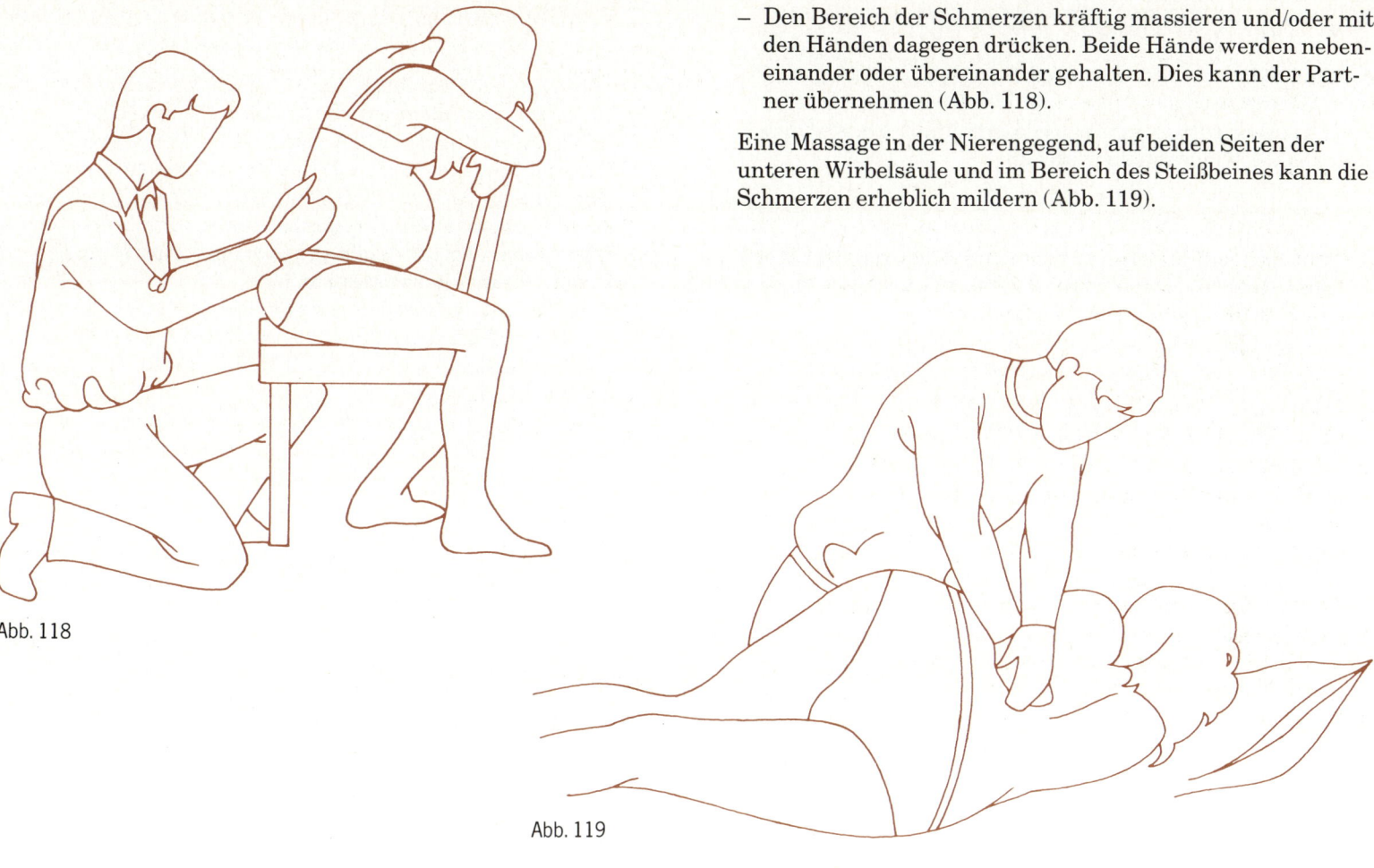

– Den Bereich der Schmerzen kräftig massieren und/oder mit den Händen dagegen drücken. Beide Hände werden nebeneinander oder übereinander gehalten. Dies kann der Partner übernehmen (Abb. 118).

Eine Massage in der Nierengegend, auf beiden Seiten der unteren Wirbelsäule und im Bereich des Steißbeines kann die Schmerzen erheblich mildern (Abb. 119).

Abb. 118

Abb. 119

Mögliche medizinische Maßnahmen

Wenn die Geburt normal verläuft, verfolgt das ärztliche Hilfs-
personal während dieser Zeit zwei Ziele: die Gebärende see-
lisch zu unterstützen und den Geburtsverlauf, wie auch den
Zustand des Kindes zu überwachen.

1. Die häufigsten Maßnahmen sind:

– Kontrolle der Muttermundweite und Höhenstand des kindlichen Kopfes. Untersuchung durch die Scheide (vaginale
  Untersuchung) etwa alle 1 bis 2 Stunden.
– Regelmäßiges Abhören der kindlichen Herztöne mit Hilfe
  eines einfachen Hörrohrs (Stethoskop). Wenn nötig auch
  eine Aufzeichnung von Wehen und kindlichem Herzschlag
  durch einen Wehenschreiber (Monitor).

Normalerweise werden in dieser Phase Aufzeichnungen von
einer Dauer von etwa 30 Minuten gemacht. Die Häufigkeit ist
von den Geburtsbedingungen abhängig. Eine Daueraufzeichnung ist selten notwendig.

2. Wenn die Beschwerden sehr stark sind und den normalen
Geburtsverlauf stören (Krampf des Gebärmutterhalses) kann
der Arzt ein krampflösendes oder beruhigendes Mittel ver-
ordnen.

3. Eingriffe werden nur vorgenommen, wenn schwerwiegende
Gründe es rechtfertigen (langsame Geburt, erfolglose Wehen).

– Sprengung der Fruchtblase. Der Eingriff ist schmerzlos und
  beeinflußt den Geburtsverlauf meistens günstig.
– »Wehentropf« (Oxitozininfusion), um die Wehenhäufigkeit
  und -stärke zu regulieren. Diese Maßnahme wird notwendig, wenn die Gebärmuttertätigkeit nicht richtig in Gang
  kommt und die Eröffnungsperiode unnötig verlängert wird.
  Die meisten »langen« Geburten kommen durch Verzöge-
  rung in dieser Phase zustande.
– Medikamentöse Entspannung der Gebärmutter. Sie ist nur
  bei einer sogenannten »dysfunktionellen« Geburt ange-
  bracht, das heißt, wenn die Eröffnung trotz starker Wehen
  nicht voranschreitet.
  Durch die angemessene Anwendung dieser medizinischen
  Maßnahmen kann die Mehrzahl aller betroffenen Frauen
  eine ganz normale Geburt erleben.

Aktive Phase

Hier ist die Muttermundseröffnung von 3 cm auf 7–8 cm fort-
geschritten. Sie sollte im Krankenhaus (noch im Zimmer,
später im Kreißsaal) sorgfältig überwacht werden.

Merkmale (Abb. 120).

1. **Wehen** alle 3 bis 5 Minuten, Dauer zwischen 40 und 60
   Sekunden, mäßige Stärke
2. **Muttermundweite** zwischen 3 und 6 cm. Der Rand des
   Muttermundes ist fast verstrichen oder nur noch wenig
   wulstig.
3. Der **Kopf des Kindes** ist zwischen II. und III. Ebene
   eingetreten (bei einer Mehrgebärenden kann er auch noch
   höher liegen).
4. Die **Fruchtblase** springt normalerweise zu diesem Zeitpunkt von selbst, sonst wird sie künstlich eröffnet.

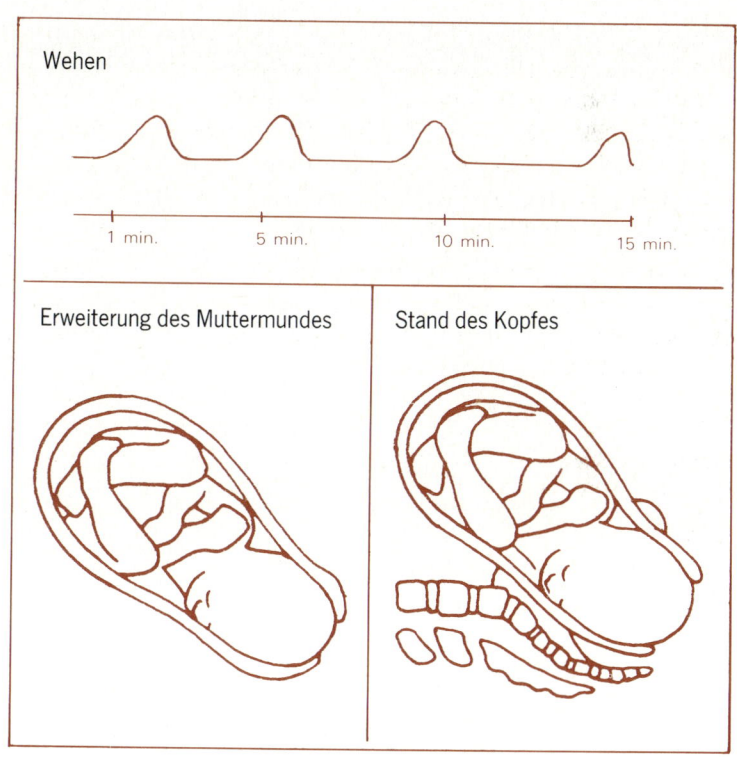

Wehen

1 min.   5 min.   10 min.   15 min.

Erweiterung des Muttermundes

Stand des Kopfes

Abb. 120

Rat für die Gebärende

1. Allgemeine Maßnahmen: Die bisherigen Ratschläge sind weiterhin gültig: keine Nahrungsaufnahme, wenig Flüssigkeit (nur Lippen und Mund befeuchten), Harnblase regelmäßig entleeren.

2. Körperhaltung. Allmählich länger im Bett liegen bleiben oder sich wenigstens anlehnen (Abb. 121 a), besonders wenn die Fruchtblase schon geplatzt ist. Man sollte jedoch die Lage stündlich wechseln (von der einen auf die andere Seite) und mit dem Oberkörper eine halbsitzende Stellung einnehmen. Bei ständiger Rückenlage kann die Blutzufuhr zum Kind unterbrochen werden, und der Blutdruck der Mutter sinkt. Ab und zu aufstehen. Den »Schneidersitz« oder die Hockhaltung ausprobieren.

3. Verhalten. Die zunehmenden Beschwerden machen die Ablenkungsversuche der vorhergehenden Phase unwirksam. Die Gebärende sollte versuchen, das Erlernte über die Entspannungsmöglichkeiten anzuwenden.

– Zu Beginn der Wehe »tief und langsam« durchatmen.
– Während der Wehe »flach und schnell«, je nach Wehenstärke, atmen.

4. Atmung

– Zu Beginn der Wehe einmal tief durchatmen (Brustatmung), aber etwas schneller als in den vorherigen Phasen.
– Wenn die Wehe stärker wird, »flach und schnell« oder mit Schmetterlingsatmung atmen.
– Bei Preßdrang tief »schnell-langsam« atmen (blasende Atmung mit sehr langer Ausatmungsphase).
– Unmittelbar nach der Wehe einmal tief und langsam durchatmen (Bauchatmung).
– Zwischen den Wehen normal atmen.

5. Entspannung. In dieser Phase ist eine intensive Entspannung notwendig. Sie ist hauptsächlich auf die Bereiche Stirn-, Gesichts-, Hals-, Arm- und Beinmuskulatur ausgerichtet. Man erreicht die Entspannung durch langsames Wiederholen der in der Vorbereitungszeit erlernten Übungen.

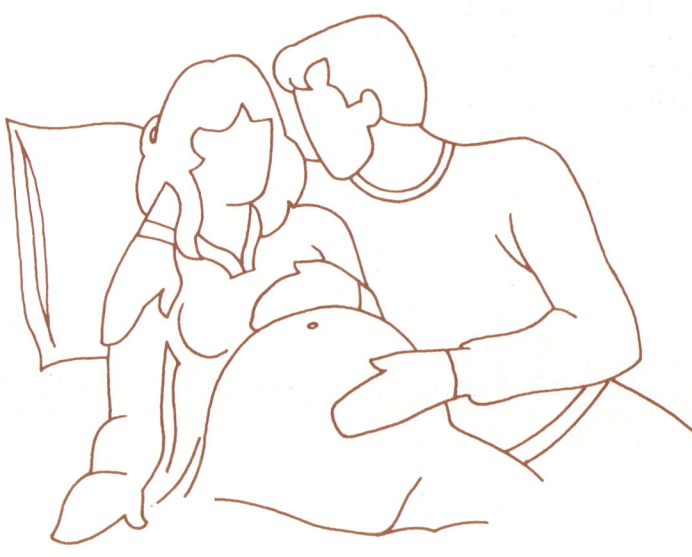

Abb. 121 a

Betreuung der Gebärenden

Wichtig sind die seelische und die körperliche Unterstützung.

1. Seelische Unterstützung

- Ständige Anwesenheit des Partners oder einer vertrauten
  Person. Diese sollte darauf vorbereitet sein, wirksame seelische Hilfe zu leisten und »parallelverlaufend« das Atemschema mitzumachen.
- Der Partner soll sich während einer Wehe ruhig verhalten
  und sein Mitgefühl und die Unterstützung durch Handhal-
  ten oder Umarmen ausdrücken (Abb. 121 b).
- Man sollte der Gebärenden Mut machen, ohne sich ausschließlich auf die Schmerzen und deren Ausschaltung zu
  konzentrieren. Dies fördert nur das Selbstmitleid. Die
  Gebärende nicht tadeln, wenn sie etwas nicht richtig
  macht.
- Die Betreuung der werdenden Mutter sollte nicht vom
  Wehenschreiber oder irgendeinem Gerät beeinträchtigt
  werden.
- Die medizinische Information sollte zuversichtlich sein und
  der Wahrheit entsprechen. Die Angst vor dem Unbekann-
  ten und die Unsicherheit über die Dauer der Geburt sind die
  Hauptursachen einer mangelhaften Mitarbeit der Schwangeren.

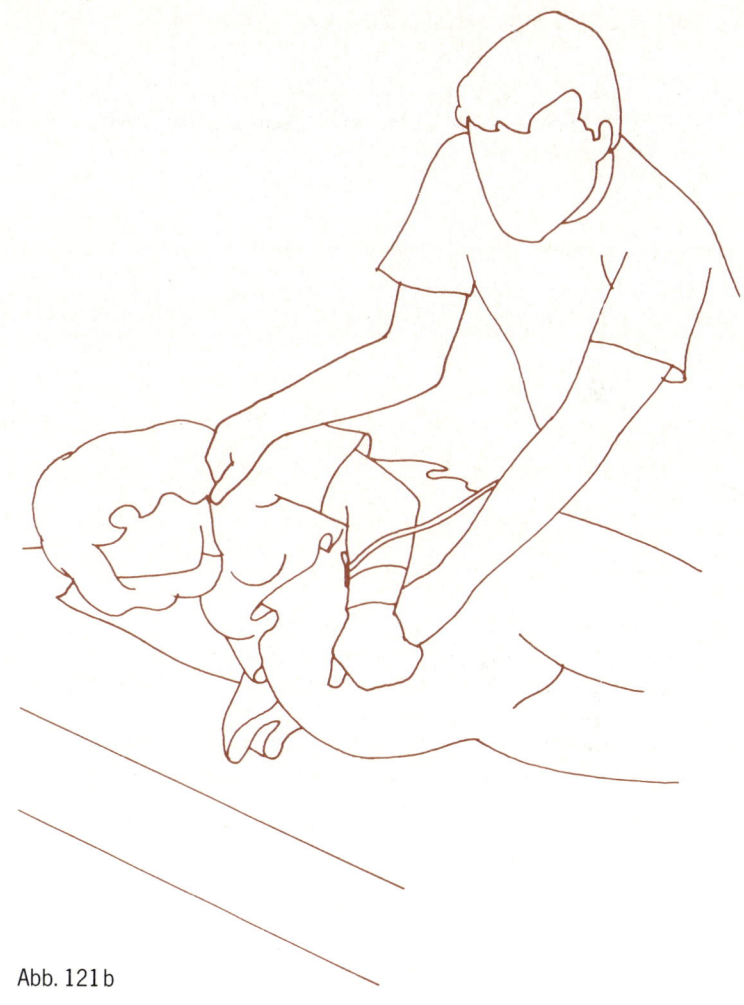

Abb. 121 b

2. Körperliche Unterstützung (Abb. 122)

– Warm duschen (zu Anfang der Phase).
– Kalte oder warme Tücher (je nach Wunsch) auf Nacken
  oder Stirn legen (Abb. 122b).
– Wärmflasche in der Nierengegend (Abb. 122c).

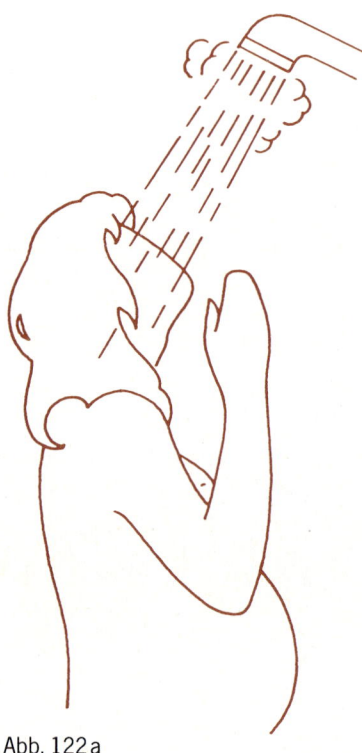

Abb. 122 a

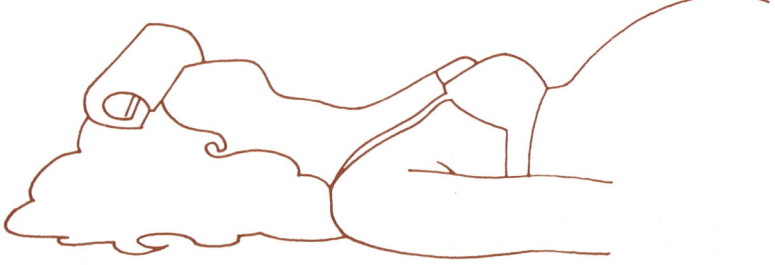

Abb. 122 b

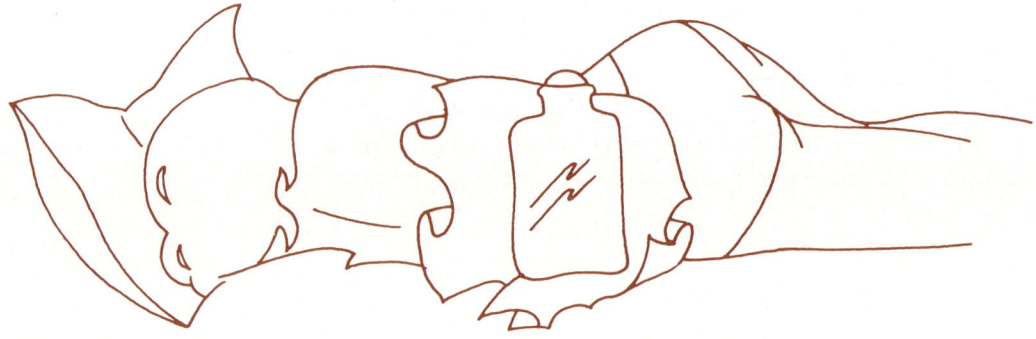

Abb. 122 c

– Den Bereich der Lendenwirbelsäule und des Steißbeines massieren oder Druck auf die wichtigsten Schmerzpunkte ausüben (Abb. 122 d).
– Während der Wehe leicht und sanft den Unterleib massieren (Abb. 122 e).

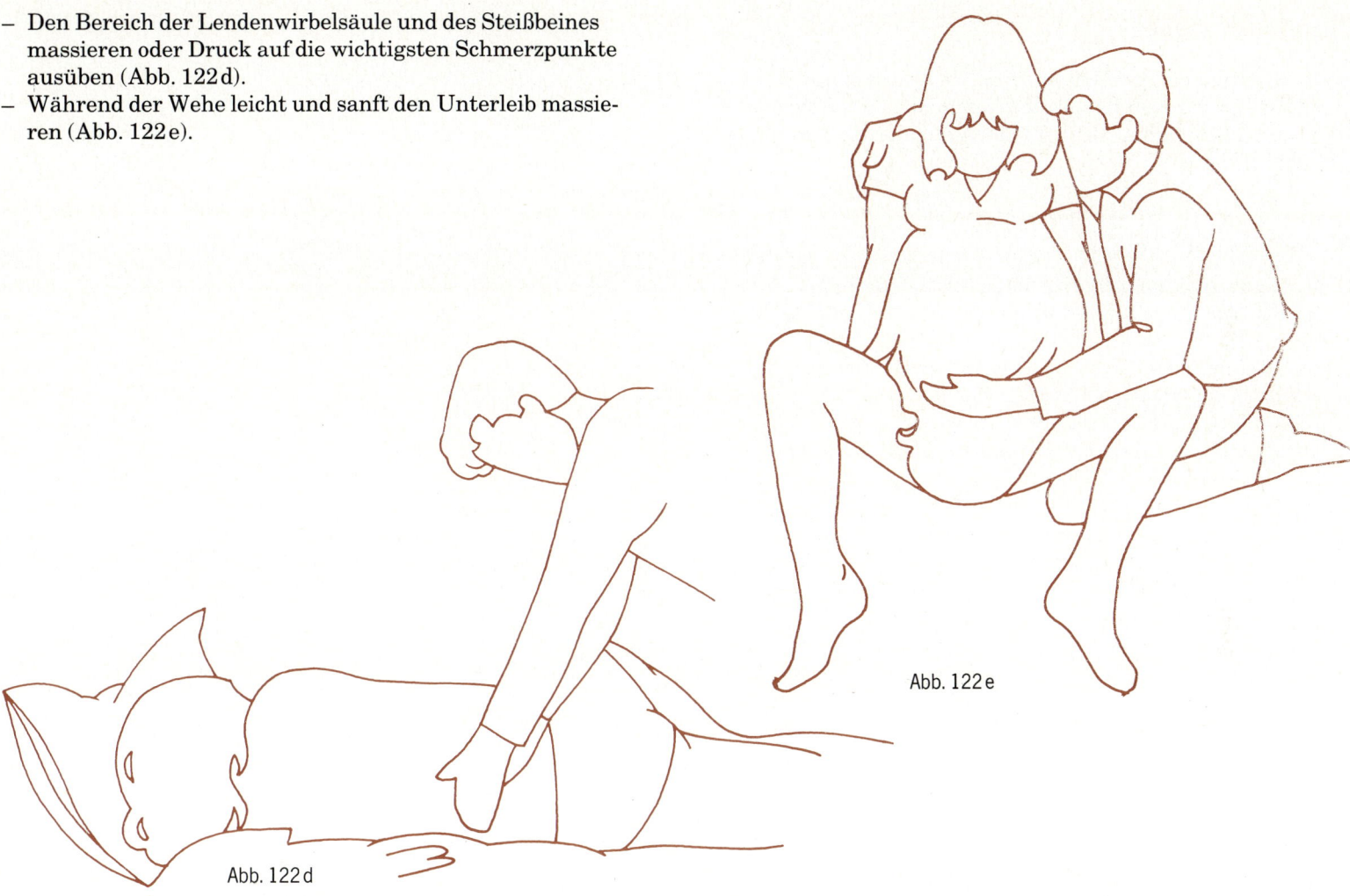

Abb. 122 e

Abb. 122 d

Übergangsphase

Diese Phase dauert vom Zeitpunkt der Muttermundseröffnung von 8 cm bis zum Beginn der Austreibung des Kindes. Die Gebärende ist im Kreißsaal unter ständiger Überwachung und Betreuung.

Merkmale (Abb. 123)

1. Die **Wehen** sind sehr häufig: jede 2. bis 3. Minute. Sie können länger als 60 Sekunden andauern und sehr stark sein.
2. Die Eröffnung des **Muttermundes** ist größer als 8 cm.
3. Der **Kopf** befindet sich in der III. Ebene.
4. Die **Fruchtblase** ist normalerweise gesprungen.
5. **Beschwerden**: Druck auf den Darm, Übelkeit und Erbrechen, Schüttelfrost, Preßdrang.

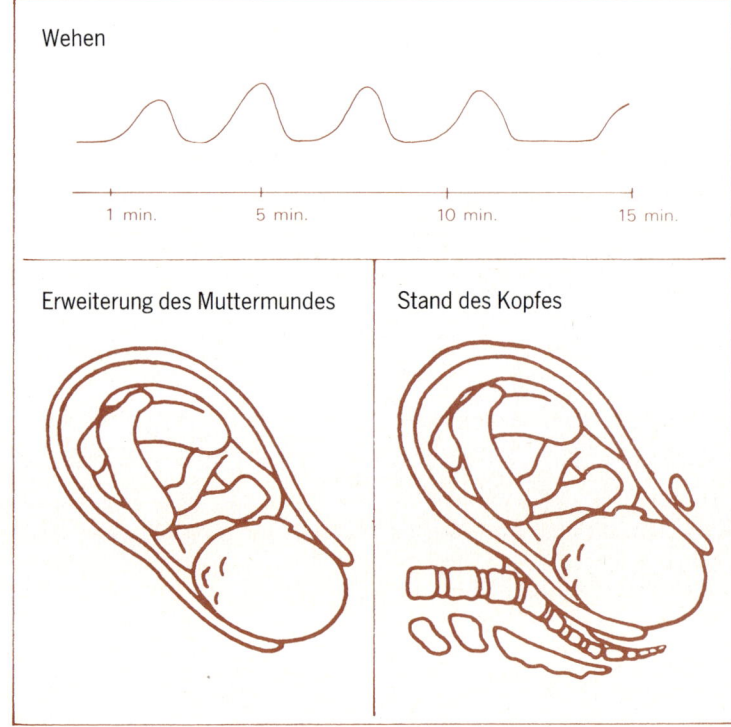

Abb. 123

Rat an die Gebärende

1. Allgemeines

– Auf jede feste und flüssige Nahrung verzichten. Harnblase entleeren (manchmal mit Katheter).

2. Körperhaltung.

Zu diesem Zeitpunkt soll die Schwangere auf dem Geburtsbett bleiben, kann dort aber verschiedene Lagen einnehmen.

– Seitenlage, insbesondere Linksseitenlage.
– Halbsitzend.
– »Schneidersitz« (wenn erwünscht).

Ist eine Daueraufzeichnung am Wehenschreiber notwendig, so ist die Bewegungsfreiheit eingeschränkt.

3. Verhalten – Mitarbeit.

Es ist wichtig, daß die Gebärende ruhig bleibt, auch wenn die Wehen schmerzhaft sind. Gegen die Schmerzen die erlernten Atmungs- und Entspannungsübungen anwenden. Daran denken – je stärker die Wehe, umso schneller geht die Geburt voran.

4. Atmung.

– Zu Beginn der Wehe einmal tief durchatmen (Brustatmung), aber etwas schneller als bisher.
– Wenn die Wehe stärker wird, »flach und schnell« oder mit »Schmetterlingsatmung« atmen.
– Bei Preßdrang tief »schnell–langsam« atmen (blasende Atmung mit sehr langer Ausatmungsphase).
– Unmittelbar nach der Wehe einmal tief und langsam durchatmen (Bauchatmung).
– Zwischen den Wehen normal atmen.

5. Entspannung

– Es ist wichtig, daß sich die Gebärende während der Wehe bildlich vorstellt, wie sich das Kind durch das Becken bewegt und gegen den Gebärmuttelhals drückt. Mit diesem Bild vor Augen einen festen Punkt fixieren.
– Gleichzeitig beginnt in dieser Phase auch die spezifische Entspannung von Damm und Gesäß usw., wie man es in der Vorbereitung gelernt hat.
– In der Wehenpause eine allgemeine Entspannung üben, besonders für Arme, Beine und den Rumpf.

Mögliche ärztliche Maßnahmen

1. Während dieser Phase muß das Kind sehr genau überwacht werden. Das kann durch Wehenaufzeichnung geschehen (Tokographie), entweder von außen (Dauerüberwachung oder wiederholte längere Kontrollen) oder von innen (zur Überwachung bei Risikoschwangerschaften usw.). Es kann auch eine Blutuntersuchung des ungeborenen Kindes notwendig werden (Blutentnahme durch einen winzigen Stich in die Kopfhaut des Kindes).

2. Am Ende dieser Phase können die Wehen so stark sein, daß eine Form der Schmerzbekämpfung notwendig wird. Dies wird kaum abgelehnt, die Schwangere soll keine Schuld- oder Versagensgefühle entwickeln. Es würde sie entmutigen und den guten Geburtsverlauf stören. Die angewandten Methoden sind von Fall zu Fall verschieden. Normalerweise werden angewandt:

 – Verabreichung eines leichten Schmerz- oder Beruhigungsmittels (üblicherweise durch eine Spritze in die Muskulatur (intramuskuläre Injektion). Das lindert die Schmerzen und kann die Erweiterung des Gebärmutterhalses begünstigen.

 – »Rückenmarksbetäubung« (Periduralanästhesie). Dabei kommt es zu einer vollständigen Schmerzausschaltung ohne Bewußtseinseinschränkung. Die Geburt kann schmerzfrei erlebt werden. Diese Methode ist fast immer wirksam. Außerdem ist das Verfahren für Mutter und Kind ungefährlich, wenn die Anwendung korrekt ist. Die Periduralanästhesie ist bei Mehrgebärenden ab einer Muttermundweite von 3–4 cm, bei Erstgebärenden ab 5–6 cm angezeigt. Wenn nötig, kann die Betäubung ohne nachteilige Folgen über mehrere Stunden fortgesetzt werden.

 – In einigen Krankenhäusern verwendet man die »Muttermundsbetäubung« (Para cervicalanästhesie), die eine Schmerzlinderung in der Eröffnungs-, nicht aber in der Austreibungsperiode bewirkt. Diese Art der Betäubung ist einfacher anzuwenden als die Periduralanästhesie. Es besteht der Nachteil, daß das Betäubungsmittel auf das Kind übergehen kann.

3. Wenn die Geburt sehr langsam vorangeht, da die Wehen nicht mit der notwendigen Stärke verlaufen, läuft man Gefahr, daß Mutter und Kind die Kraft verlieren. Deshalb greift der Arzt hier zu folgenden schon genannten Verfahren:

 – »Wehentropf« (Oxitoxininfusion).
   Er verstärkt und reguliert die Wehen und steigert damit ihre Wirksamkeit.

 – Fruchtblasensprengung.

Betreuung der Gebärenden

Die Maßnahmen zur seelischen und zur körperlichen Unter-stützung der Schwangeren sind im wesentlichen die glei-chen wie bisher. Sie sollten jedoch verstärkt werden, da die Schwangere in dieser Phase der Geburt besonderen Zuspruch braucht. Der Partner muß sich auf Kritik und Reizbarkeit von seiten seiner Frau einstellen. Es ist wichtig, eine ruhige Atmo-sphäre zu schaffen. Unnötige Bemerkungen, die u. a. auch ein mangelndes Eingehen auf die Situation der Gebärenden ver-raten könnten, sollten vermieden werden. Die Schwangere könnte sich aufregen. Besonders zu diesem Zeitpunkt sind sorgsame, sanfte Massagen an Rücken und Schultern ange-bracht (Abb. 124 a und b).

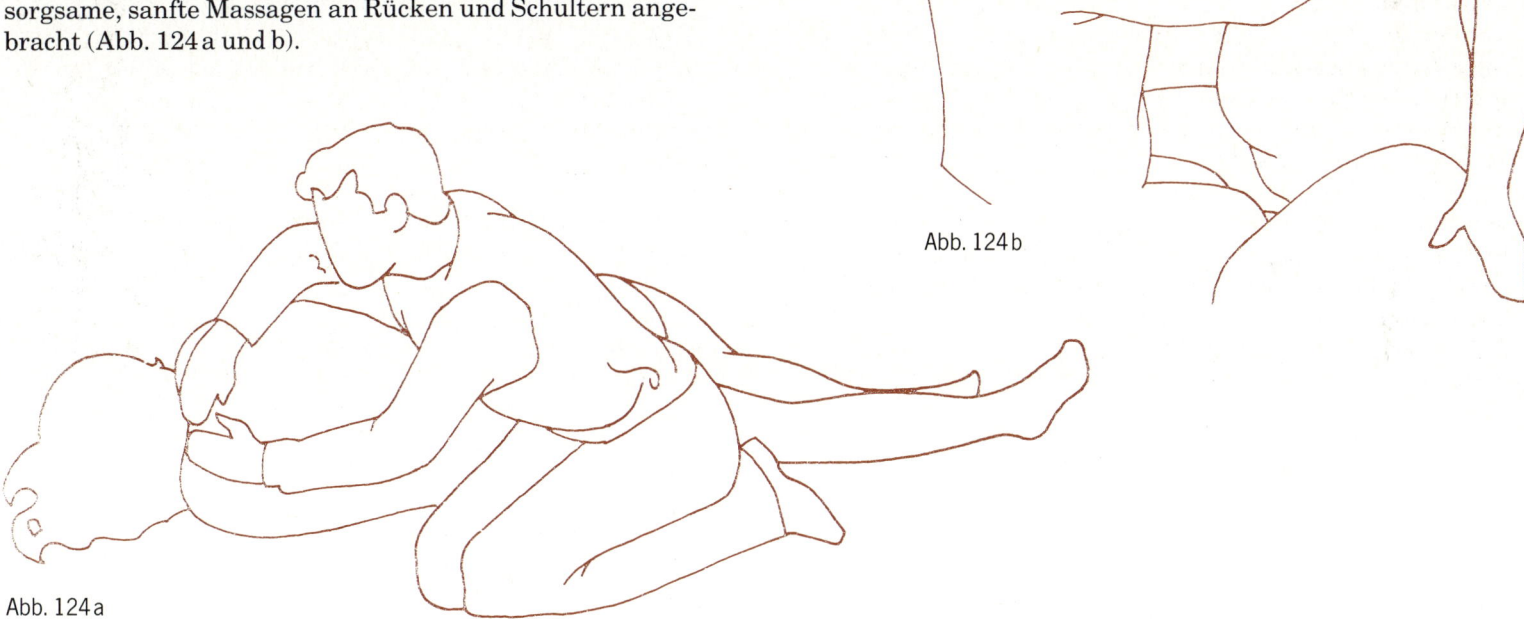

Abb. 124 b

Abb. 124 a

Man sollte der Schwangeren helfen, Beine, Arme und Schultern zu lockern und entspannen. Der Partner kann die Innenseite der Oberschenkel bis zu den Knien massieren. Er legt die Hände an die Beine und macht schnelle Auf- und Abwärtsbewegungen (Abb. 124c). Wichtig ist es auch, das Gesäß kräftig zu massieren, »als ob man einen Teig kneten würde« (Abb. 124d).

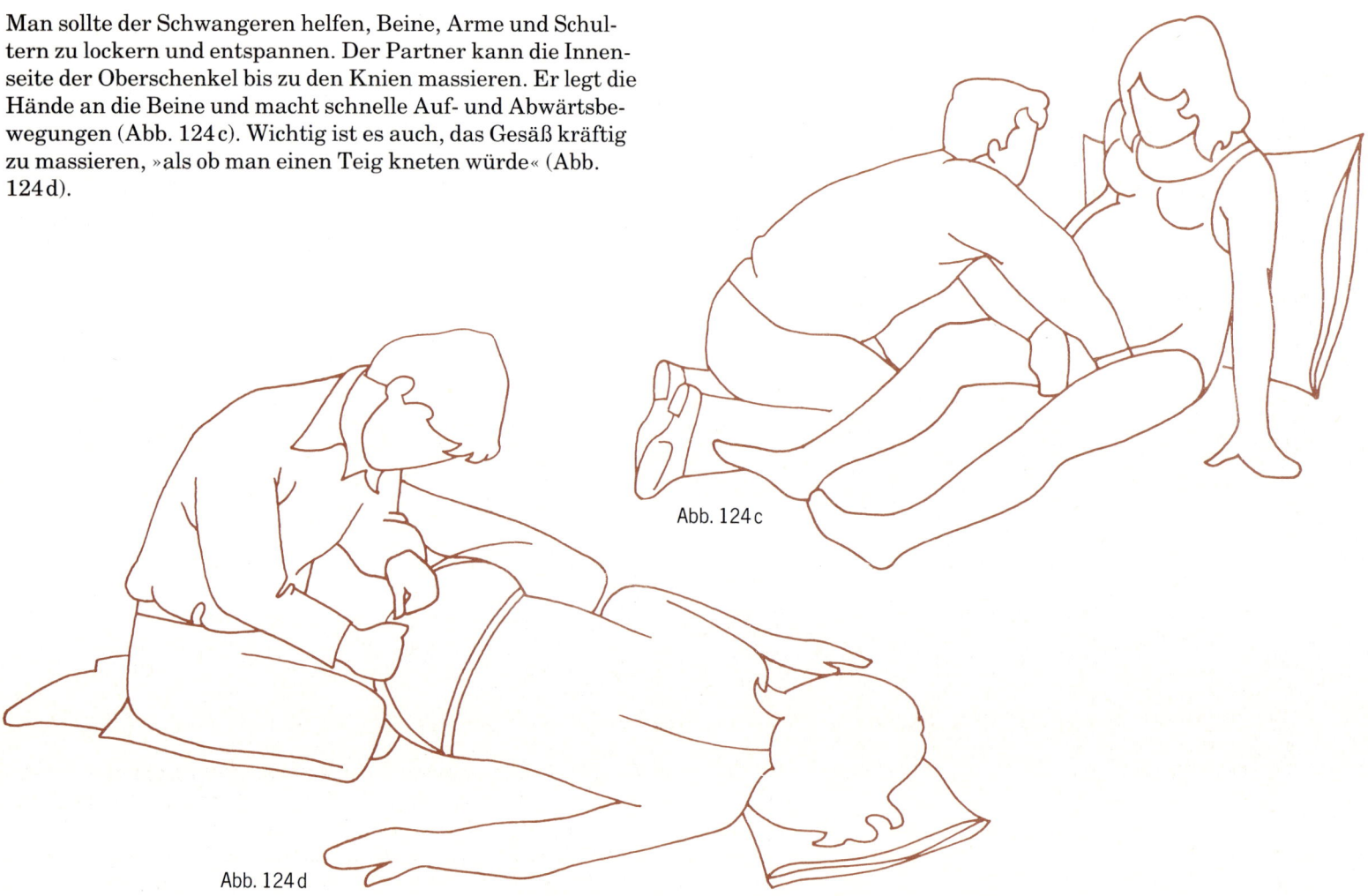

Abb. 124c

Abb. 124d

Mögliche ärztliche Maßnahmen

Diese Maßnahmen betreffen zu diesem Zeitpunkt hauptsächlich die Überwachung des Kindes und das Ausschalten der Schmerzen.

1. Die Überwachung des Kindes erfolgt am Wehenschreiber. Die Wehen und die kindlichen Herztöne werden ständig aufgezeichnet (Abb. 125). Wenn keine Störungen des kindlichen Herzschlages auftreten, muß die Gebärende nicht ununterbrochen am Monitor angeschlossen sein.

Er kann kurzfristig ausgeschaltet werden, wenn die Gebärende eine andere Lage einnehmen will.

2. Unterschiedliche Formen der Schmerzausschaltung:

– Fortgesetzte Periduralanästhesie – wie schon beschrieben.
– Periduralanästhesie mittels einer einzigen Spritze ohne Katheter, wenn die Austreibung kurz bevorsteht.
– Allgemeinnarkose mit bestimmten Schlafmitteln (Barbiturate, Pentothal). Hier wird das Bewußtsein vollkommen ausgeschaltet.

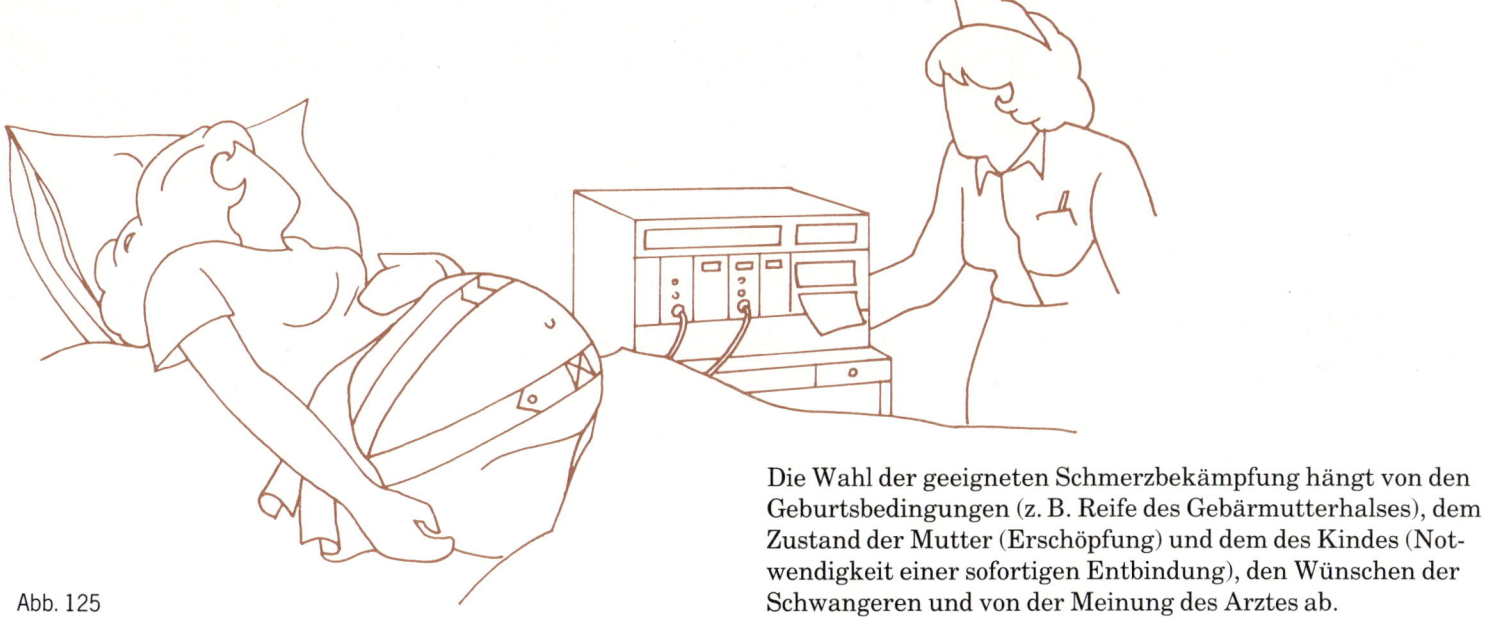

Abb. 125

Die Wahl der geeigneten Schmerzbekämpfung hängt von den Geburtsbedingungen (z. B. Reife des Gebärmutterhalses), dem Zustand der Mutter (Erschöpfung) und dem des Kindes (Notwendigkeit einer sofortigen Entbindung), den Wünschen der Schwangeren und von der Meinung des Arztes ab.

Austreibungsperiode

Es ist das II. Stadium der Geburt, auch einfach Austreibung genannt. Diese Periode beginnt mit der vollständigen Eröffnung des Muttermundes (10 cm) und endet mit der Ausstoßung (Geburt) des Kindes.

1. **Wehen** im Abstand von 2 bis 3 Minuten, von großer Stärke und mit einer Dauer von 60 bis 90 Sekunden. Manchmal verringern sich Häufigkeit und Stärke der Wehen, wenn sich der Muttermund vollständig eröffnet hat.
2. Der **Muttermund** ist vollständig eröffnet, der Gebärmutterhals durch den beginnenden Durchtritt des Kindes verstrichen und zurückgezogen.
3. Der **Kopf** befindet sich auf der III. und IV. Ebene und wird langsam sichtbar, bevor er »einschneidet« und »durchschneidet«.
4. Die **Fruchtblase** ist gesprungen.
5. Die **Beschwerden**: Druck auf den Darm und Brennen in der Scheide (bedingt durch die Dehnung).

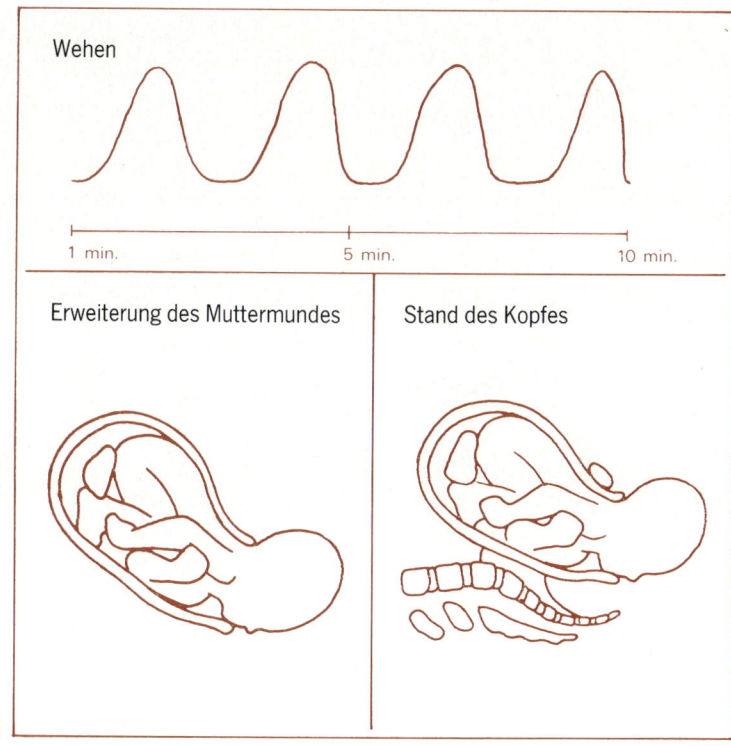

Abb. 126

Rat an die Gebärende

Körperhaltung

Für die Austreibungsperiode gibt es verschiedene Lagemöglichkeiten.

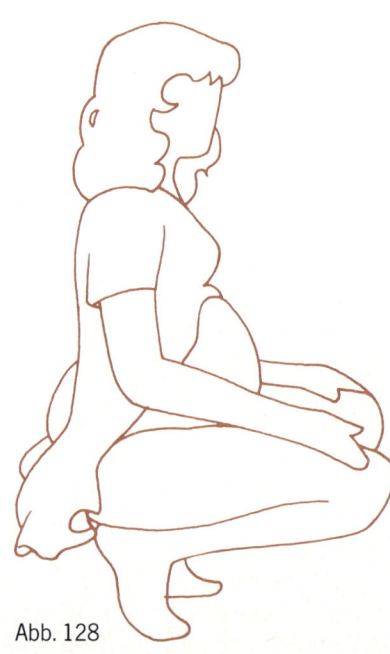

Abb. 128

– »Steinschnitt«-Lage (Abb. 127).
Diese Stellung wird auch heute noch angewandt. Es gibt sie im Abendland seit dem 18.
Jahrhundert. Die Frau liegt mit angewinkelten Beinen auf dem Rücken. Die Lage ist
etwas unbequem, sie ist aber für manche
geburtshilflichen Maßnahmen notwendig.
Sie kann bei normalem Geburtsverlauf abge-
ändert werden.

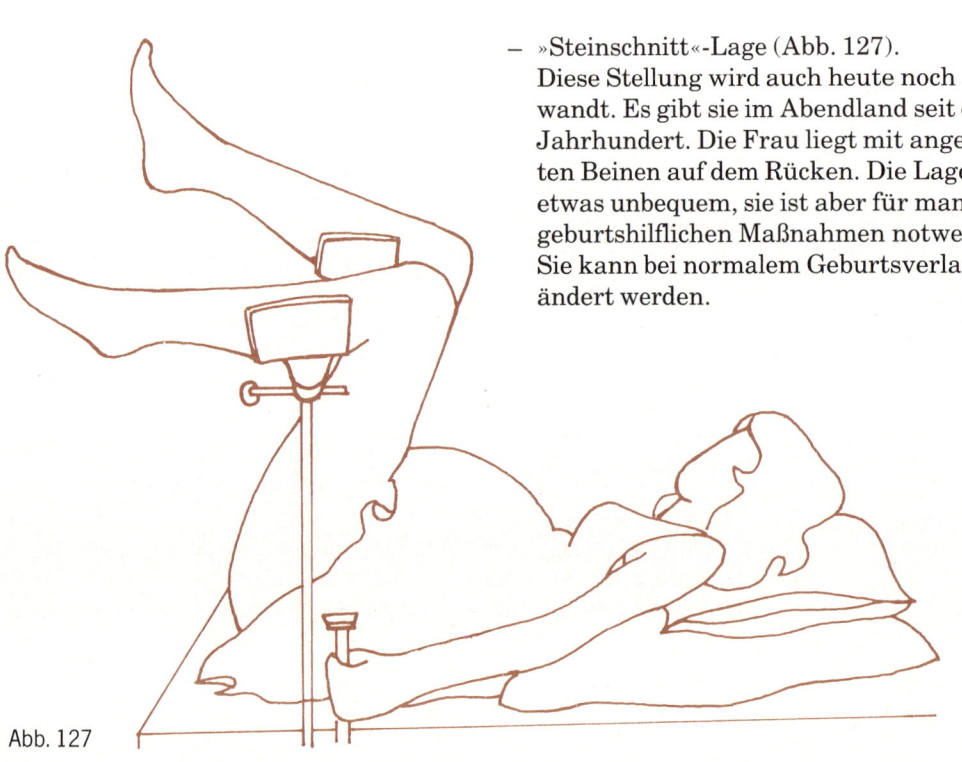

Abb. 127

– Die Hocke (Abb. 128).
Bei einigen Völkern ist dies die normale Ge-
burtshaltung (indische Geburt). Sie kann in
manchen Fällen vorteilhaft sein, da sie die
Drehung des kindlichen Kopfes erleichtert.

– In sitzender oder halbsitzender Stellung.
Dafür braucht man einen passenden Geburtsstuhl (Abb. 129). Den Rücken fest an eine senkrechte Ebene (Stuhllehne) oder an den Arm des Partners lehnen, die Beine leicht anziehen und die Fersen kräftig gegen den Boden stemmen.

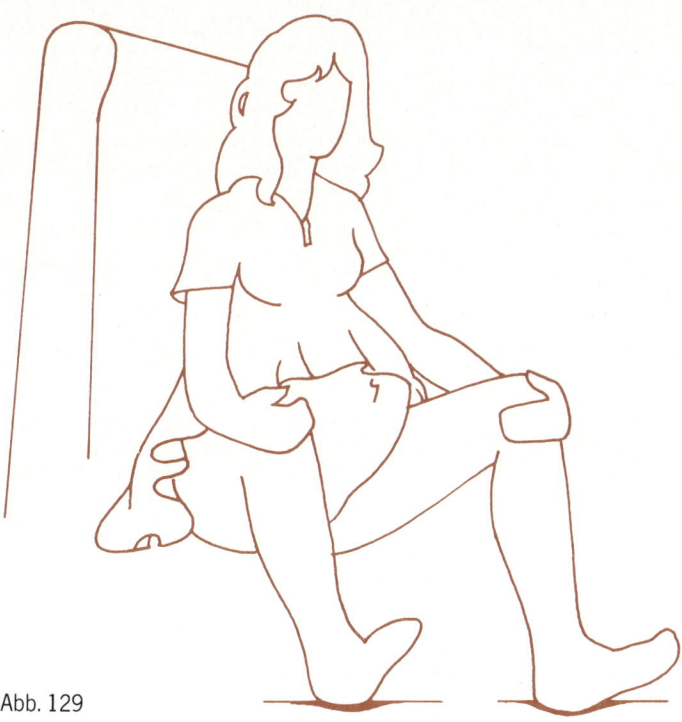

Abb. 129

Verhalten – Mitarbeit

Das absehbare Ende der Geburt, das sich durch Druck auf den Darm und den Preßdrang ankündigt, ermutigt die Gebärende. In dieser letzten, hoffnungsvollen Geburtsphase hilft die Freude auf einen baldigen, guten Ausgang.

Atmung (Seite 76)

– Zu Beginn der Wehe zwei tiefe kurze Brustatemzüge.
– Auf dem Höhepunkt der Wehe, tiefe kombinierte Atmung. Luft anhalten und pressen. Wenn man nicht mehr kann, ausatmen und nochmals von vorne beginnen. Dieses Atemschema so lange beibehalten, wie die Wehe andauert. Sich dabei nicht allein vom Preßdrang leiten lassen.
– Am Ende der Wehe mehrmals »tief und langsam« mit dem Bauch atmen.
– Zwischen den Wehen normal atmen.

Entspannung

– Während der Wehe ganz – auf ein vorher gewähltes Bild – konzentrieren oder einen festen Punkt im Raum fixieren.
– Gleichzeitig die Gliedmaßen vollkommen entspannen, vor allem die Beine und die Dammuskulatur.
– In den Wehenpausen den ganzen Körper völlig entspannen.

Pressen

Die Hauptaufgabe der werdenden Mutter besteht in diesem Augenblick darin, die Gebärmutter bei ihrer Austreibung des Kindes zu unterstützen. Dadurch läßt sich diese Periode verkürzen. Es wird vermieden, daß sich das Kind all zu lange in einer schwierigen Situation befindet.

Die Art und Weise, wie die Frau bei den Wehen pressen soll, muß jedoch vorher genau festgelegt werden. Jahrelang ist man den Regeln der »psychoprophylaktischen« Methode gefolgt: Die Gebärende unterzog sich dabei dem »geregelten Pressen«. Sobald die Wehe einsetzte, atmete die Frau zwei- oder dreimal tief durch; danach atmete sie ganz tief ein, hielt die Luft an und preßte mit. Wenn sie nicht mehr konnte, atmete sie wieder aus. Unmittelbar danach atmete sie wieder ein und preßte abermals kräftig.

Heute weiß man jedoch, daß diese Art des Pressens die Sauerstoffversorgung des Kindes stören kann, falls sie zu lange durchgeführt wird. Eine solche Atmung führt zur Atemnot der Mutter, diese wiederum zum Absinken des Sauerstoffgehaltes im kindlichen Blut und zu einer vorübergehenden Verlangsamung des kindlichen Herzschlages.

Dies tritt nicht ein, wenn die Frau spontan und ungeregelt preßt. Sie soll nur am Höhepunkt der Wehe, wenn das Kind durch Druck den Preßdrang auslöst, mitpressen. Also nur pressen, wenn der Drang unwiderstehlich ist. So kommt es zu keiner Verlangsamung der kindlichen Herztöne.

Die Schwangere liegt zur Austreibungsphase auf dem Rükken. Es wird also ein Geburtsbett benützt. Zum Pressen den Oberkörper anspannen und die Schultern nach vorn beugen. Die Handgriffe zu beiden Seiten des Bettes fassen und ziehen, ohne ein Hohlkreuz zu machen. Dabei preßt die Gebärende unter kräftiger Anspannung der Bauchmuskulatur (Abb. 130).

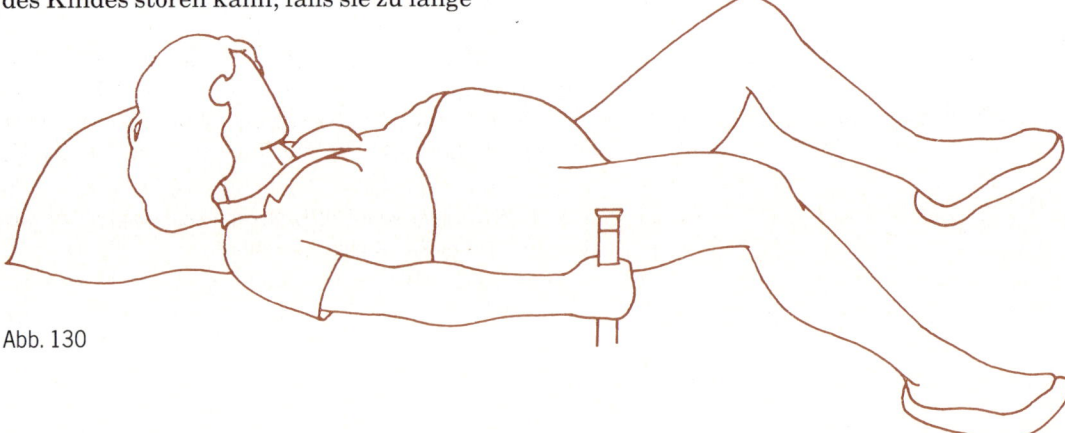

Abb. 130

Die Situation ist anders und günstiger, wenn die Geburt auf einem Geburtsbett stattfindet. Es erlaubt eine halbsitzende, der Hockstellung ähnliche Lage. Hier wird auf dem Höhepunkt der Wehe der Kopf auf die Brust gedrückt. Der Oberkörper wird nach vorne gebeugt, die Füße werden gegen die Fußstützen gestemmt; die Beine unterhalb der Knie gefaßt (Abb. 131). In dieser Lage treffen alle Faktoren zusammen: Geburtskräfte, Mitarbeit der Frau, Lagerung, Hilfsmaßnahmen, ja sogar das Eigengewicht des Kindes, das durch eigene Schwerkraft nach außen drängt.

Am Ende der Wehe muß die Frau zwei- oder dreimal tief durchatmen und muß sich bis zur nächsten Wehe entspannen. Die Wehenpause ist sehr wichtig, hier kann sich die Gebärende ausruhen und die Gebärmutter entspannen. In diesem Augenblick ist die Sauerstoffaufnahme des Kindes am größten. Wenn nötig, darf die Schwangere sogar zusätzlichen Sauerstoff einatmen.

Hat die Frau während der Eröffnungsperiode keinerlei Schmerzmittel erhalten und hindern sie jetzt Schmerzen am richtigen Pressen, so kann durchaus noch eine Periduralanästhesie angelegt werden. Wie schon erwähnt, schränkt diese Art der Betäubung das Bewußtsein der Gebärenden nicht ein, sondern läßt sie aktiv an der Austreibung des Kindes mitwirken. Da die Frau in diesem Fall keine Wehen mehr wahrnimmt, ist sie hier auf die Anweisungen der Hebamme oder des Arztes angewiesen.

In dem Augenblick, da der kindliche Kopf austritt, muß der Preßdrang beherrscht werden. Es muß vermieden werden, daß das Kind zu schnell ausgestoßen wird und so Verletzungen (Einrisse) am Scheidenausgang verursacht. Der Arzt fordert die Gebärende auf, nicht weiterzupressen – trotz des Dranges, sich zu entkrampfen und das Gesäß locker auf das Geburtsbett fallen zu lassen. Die Frau soll bewußt Beine, Damm und den ganzen Körper entspannen. So tritt der Kopf des Kindes ohne Schaden aus, und eingreifende ärztliche Maßnahmen erübrigen sich.

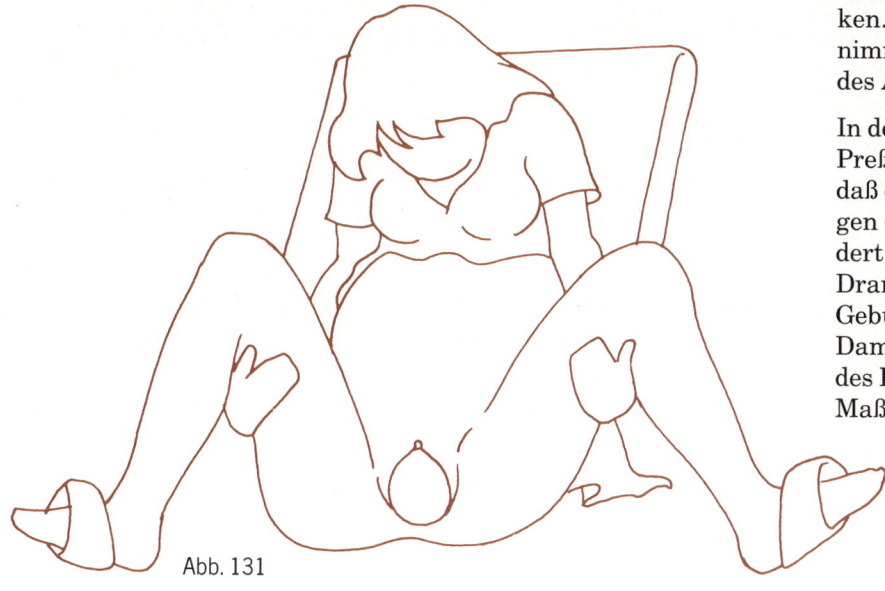

Abb. 131

Nach langsamer »Entwicklung« des kindlichen Kopfes wird
die Frau wieder zum Pressen aufgefordert. Nach und nach
werden die Schultern herausgeholt (Abb. 132). Mit Hilfe eines
richtig plazierten Spiegels kann die Mutter die Austreibung
des Kindes verfolgen.

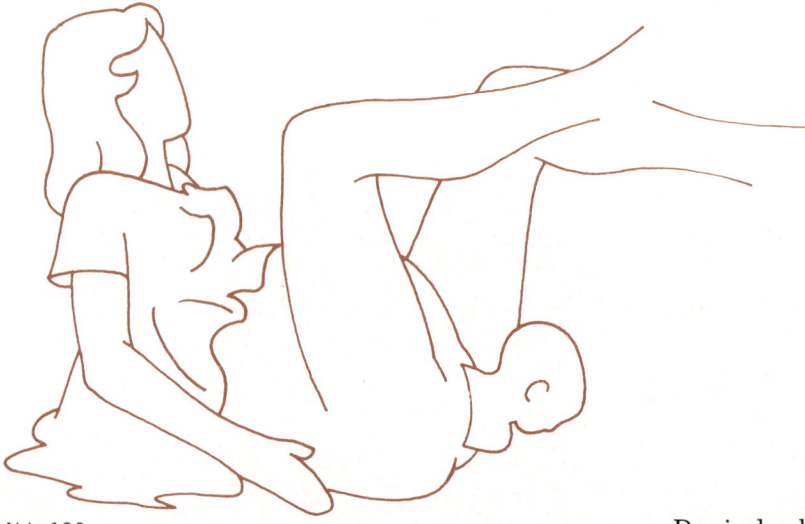

Abb. 132

Da sie den kindlichen Kopf nach und nach immer deutlicher
sieht, wird sie in Erwartung des ersehnten und so oft vorgestellten Ereignisses angespornt, ihre Anstrengungen zu ver-
größern. Bei einer halbsitzenden Lage ist die Hilfe des Spiegels nicht nötig, die Mutter kann die Geburt direkt beobach-
ten. Sowohl für die Mutter als auch für den Vater ist die
Geburt eines Kindes ein einmaliges Erlebnis, das sie nie
vergessen werden.

Unterstützung für die Gebärende

1. Zu diesem Zeitpunkt ist das Vordringlichste, die Anstrengungen der Mutter in der Austreibung richtig zu unterstützen. Der Partner kann folgendermaßen helfen:

– Der Gebärenden bei der Anspannung beistehen. Sie mit einem Arm im Rücken stützen und dem Austreibungsdruck entgegenhalten. Gleichzeitig parallel mitatmen (Abb. 133).
– Schweigen, falls die Gebärende das möchte, oder sie immer wieder mit Worten ermutigen. Ob Sprechen oder Schweigen, das sollte der Partner, der ja seine Frau kennt, erahnen.
– Der Gebärenden erklären, daß Druck auf den Darm, Kribbeln und Reizgefühl in der Scheide Anzeichen dafür sind, daß das Kind bald zur Welt kommen wird. Das ermutigt.

2. In den Wehenpausen

– Die Lippen der Gebärenden mit einem Schwamm, einem Tuch oder mit Eiswürfeln benetzen.
– Versuchen, die Spannung der Situation zu dämpfen. Dies fördert auch die Entspannung der Gebärenden. Das Verhalten bei der nächsten Wehe besprechen.

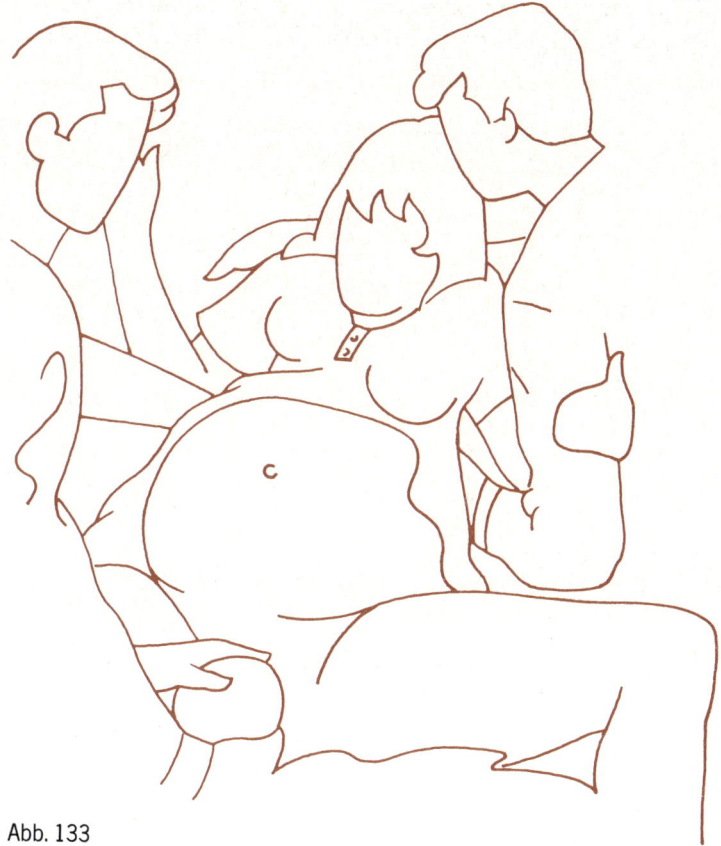

Abb. 133

Mögliche ärztliche Maßnahmen

Wie in den früheren Phasen richten sich die Bemühungen auf die Überwachung des Kindes und die Schmerzbekämpfung. Beides muß jetzt sehr genau sein. Besonders wichtig sind zu diesem Zeitpunkt die Vorsichtsmaßnahmen für die Austreibung des Kindes.

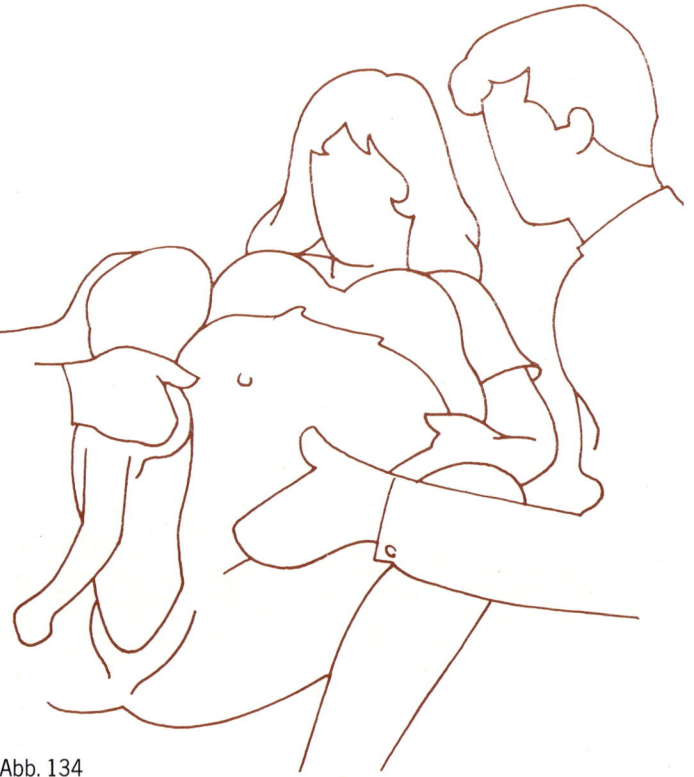

Abb. 134

1. Das Kind wird durch ständige Aufzeichnung der Herztöne und der Wehen überwacht. Nur ausnahmsweise ist eine Blutuntersuchung notwendig. In den letzten Augenblicken der Austreibungsphase werden alle Anschlüsse (Elektroden) entfernt, um dem Kind den Austritt zu erleichtern.
2. Die bereits früher eingeleitete Schmerzausschaltung ist meist noch wirksam. Bei einer Periduralanästhesie kann eine weitere Gabe erforderlich sein.
   Falls noch keine besondere Schmerzausschaltung erforderlich war, ist es ratsam, kurz vor dem Austritt des Kindes eine örtliche Betäubung durchzuführen, z. B. einen sogenannten »Pudendusblock«, der den unteren Scheidenabschnitt schmerzfrei macht. Es ist auch eine Einspritzung von Betäubungsmitteln (Infiltration) in den Damm möglich.
3. In der Austreibungsphase müssen der Arzt oder die Hebamme gewöhnlich einige Handgriffe durchführen, die im allgemeinen nur wenig schmerzhaft sind (besonders bei vorheriger örtlicher Betäubung): Beugung des Kopfes, Dammschutz, Entwicklung der Schultern, Dammschnitt (Episiotomie) usw. (Abb. 134).

Bei einer verzögerten, aber auch bei einer normalen Austreibung kann es vorkommen, daß die Ergebnisse der kindlichen Überwachung eine Änderung des Ablaufes notwendig machen. Es muß eine sofortige Entbindung eingeleitet werden (bei drohender Schädigung des Kindes, Nabelschnurverschlingung usw.).

Zum Herausziehen des Kindes (Extraktion) stehen dem Arzt verschiedene Instrumente zur Verfügung: Geburtslöffel, Saugglocke oder Geburtszange. Bei einem solchen Eingriff kann eine Änderung der Lage notwendig sein.

Nachgeburtsperiode

Sie wird auch als III. Stadium bezeichnet. Sie beginnt nach der Austreibung des Kindes und endet mit der vollständigen Ausstoßung der Plazenta (des Mutterkuchens). Diese Zeit dauert 5 bis 10 Minuten und unterscheidet sich bei Erst- und Mehrgebärenden nicht wesentlich.

Merkmale (Abb. 135)

1. Die **Wehen** bemerkt die Frau kaum, obwohl sie noch recht kräftig sind. Diese Wehen sind noch nötig, um die Ablösung des Mutterkuchens aus der Gebärmutter, seine Ausstoßung aus dem Geburtskanal zu betreiben.
2. Gewöhnlich kommt es zu einer leichten **Blutung**, die nach der Ausstoßung des Mutterkuchens aufhört. Normaler Blutverlust sind ungefähr 200 ml.

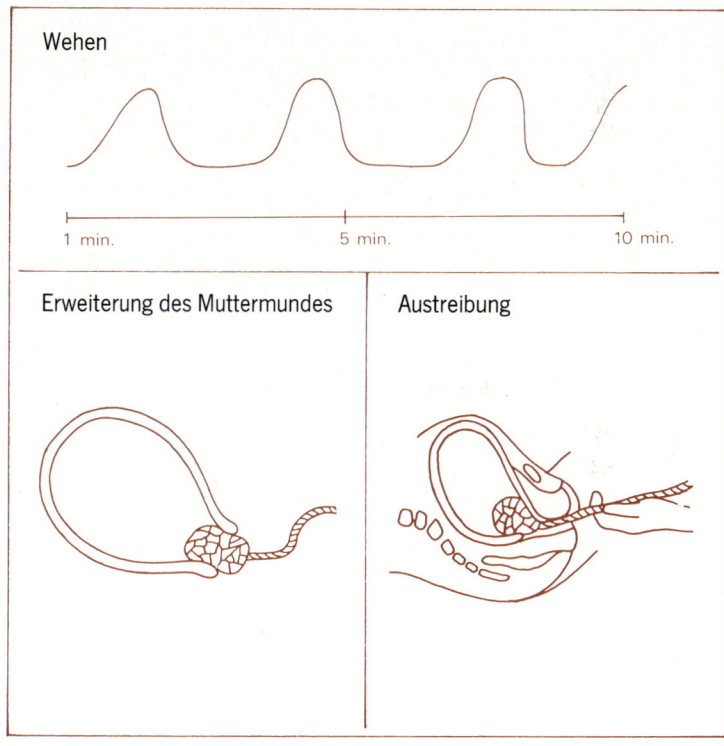

Wehen

1 min.   5 min.   10 min.

Erweiterung des Muttermundes   Austreibung

Abb. 135

Rat für das Verhalten der Gebärenden

Körperhaltung

Weiterhin sitzend oder halbsitzend, an der Rückenlehne des Geburtsstuhles abgestützt.

Verhalten – Mitarbeit

Gelgentlich kommt es in dieser Phase zu einem leichten Erregungszustand. Im allgemeinen fühlt sich die Mutter aber beim Anblick ihres Kindes erleichtert und glücklich.

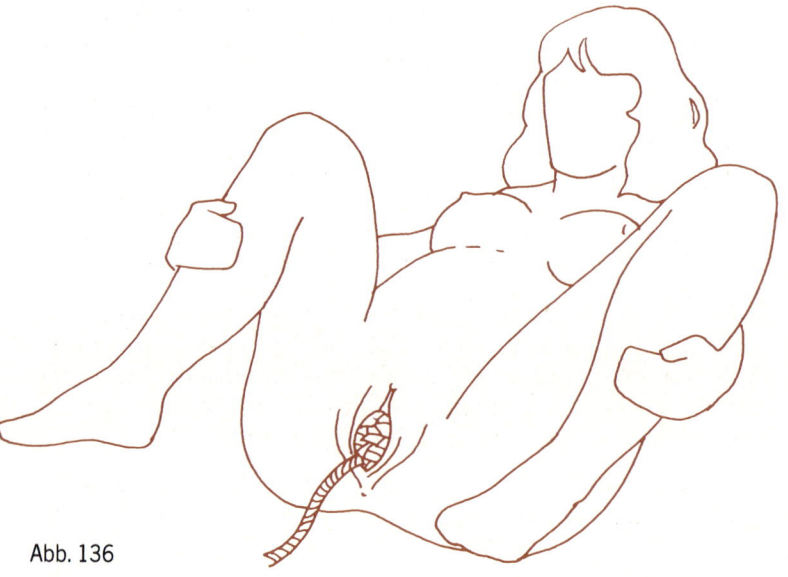

Abb. 136

Nach den Anweisungen des Geburtshelfers soll die Frau einatmen, die Luft anhalten und pressen, wie sie es bei der Austreibung ihres Kindes gemacht hat.

Auf diese Weise läßt sich auch die Plazenta austreiben (Abb. 136).

Entspannung

Eine einfache oberflächliche Entspannung reicht im allgemeinen aus. Falls jedoch eine Dammnaht, die der Entbindung meist folgt, sehr schmerzhaft sein sollte, ist eine tiefere Entspannung notwendig. Dies wird selten sein, da eine örtliche Betäubung angewandt wurde. Außerdem ist die Freude der Mutter beim Anblick des Kindes die beste Schmerzbekämpfung.

Ratschläge für Mutter und Kind

Nützliche Maßnahmen, die das Wohlbefinden der Mutter und die Mutter-Kind-Beziehung fördern.

Das Kind auf den Bauch der Mutter legen (Abb. 137 und 138)

Der Bauch der Mutter hat jetzt eine Mulde wie ein Nest und sieht tatsächlich so aus, als ob er das Baby erwarte. Jeder Tisch erscheint kalt und fremdartig.

Die Mutter selbst empfängt das Baby aus den Händen des Arztes oder seines Helfers und legt es auf ihren Bauch. Auf diese Weise erhält das Kind sein altes Gefühl der Sicherheit

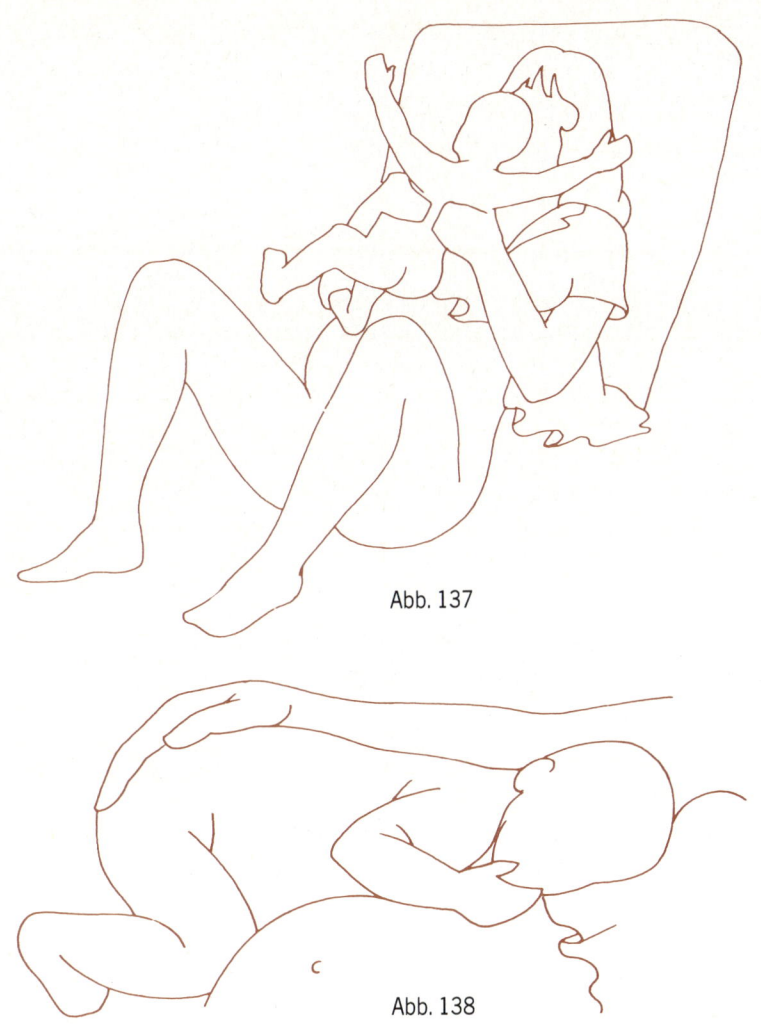

Abb. 137

Abb. 138

zurück: Mit dem Ohr auf dem Herzen der Mutter hört es das beruhigende Klopfen. Das Kind hat nicht das Gefühl, ins Leere zu fallen, sondern berührt die weiche warme Haut der Mutter, die der verlorenen Umgebung in der Gebärmutter noch am ähnlichsten ist. Die Atmung der Mutter überträgt auf den Bauch des Neugeborenen eine gleichmäßige wiegende Bewegung. Diese Bewegung erinnert an die leichten Wehen, die das Kind in der Schwangerschaft gespürt hat. Eine angenehme Geborgenheit, das Gefühl, irgendwie mit der Mutter noch verbunden zu sein, kann noch verstärkt werden, wenn die Mutter ihre Hände auf den Rücken des Babys legt und es sanft und liebevoll streichelt. Beide Hände gleiten dabei in entgegengesetzter Richtung mit einer gleichmäßig koordinierten Bewegung warm und gefühlvoll über den Rücken des Neugeborenen. Diese Organsprache, diese warme Haut-zu-Haut-Verständigung beschwichtigt die Ängste des Neugeborenen und gibt ihm allmählich Kraft, die neue Wirklichkeit anzunehmen. Jetzt kann es sogar anfangen, an der mütterlichen Brustwarze zu saugen. Auf diese Weise ist für das Kind der Übergang weniger plötzlich. Sein Gesicht beruhigt sich nach und nach, seine Atmung wird gleichmäßiger, ganz anders als die krampfhafte, weinende Atmung eines Kindes, das ohne viel Rücksichtnahme behandelt wurde.

Es ist wunderbar zu erleben, wie wenige Minuten, nachdem das Kind auf den Bauch der Mutter gelegt wurde, eine staunende Zwiesprache zwischen beiden entsteht. Das Kind wird auf die liebkosende Stimme seiner Mutter aufmerksam und antwortet mit besonderen seufzenden Lauten.

Wenn Rachen und Mund nicht frei von Schleim sind, wird vorsichtig abgesaugt. Man achtet darauf, daß das Baby nicht verletzt wird.

Das späte Abnabeln

Das späte Abnabeln bringt zwei unbestreitbare Vorteile: Dem Neugeborenen kommt eine nicht unerhebliche Menge Blut zugute und der Übergang aus dem Plazentakreislauf verläuft nicht zu plötzlich. Schon die alten Geburtshelfer wußten dies zu schätzen. Behält man den plazentaren Kreislauf über eine gewisse Zeit – etwa 4 oder 5 Minuten – bei, so wird das Kind aus zwei Quellen mit Sauerstoff versorgt. Ein plötzlicher Sauerstoffmangel tritt nicht ein, das Blut strömt sanfter, weniger überstürzt in die Lunge und verursacht weniger Schmerzen. Das Kind schreit – weint aber nicht – oder wenn doch, so ist das Weinen sanft und nicht voll Schrecken oder Angst, wie wir es sonst kennen. Abgenabelt wird erst dann, wenn die Nabelschnur nicht mehr pulsiert.

Mögliche ärztliche Maßnahmen

Neben den schon vorgeschlagenen Maßnahmen (das Neugeborene auf den Bauch der Mutter legen, die Nabelschnur spät durchtrennen) hat der Arzt während dieser Phase folgende Aufgaben:

1. Er unterstützt die Austreibung der Plazenta (Abb. 139).
2. Er ergreift Maßnahmen, um eine Blutung zu vermindern (Infusion, Gebärmuttermassage usw.).
3. Er überprüft nach Ausstoßung der Plazenta die Geburtswege, um Verletzungen und Risse zu erkennen und gegebenenfalls rasch behandeln zu können.

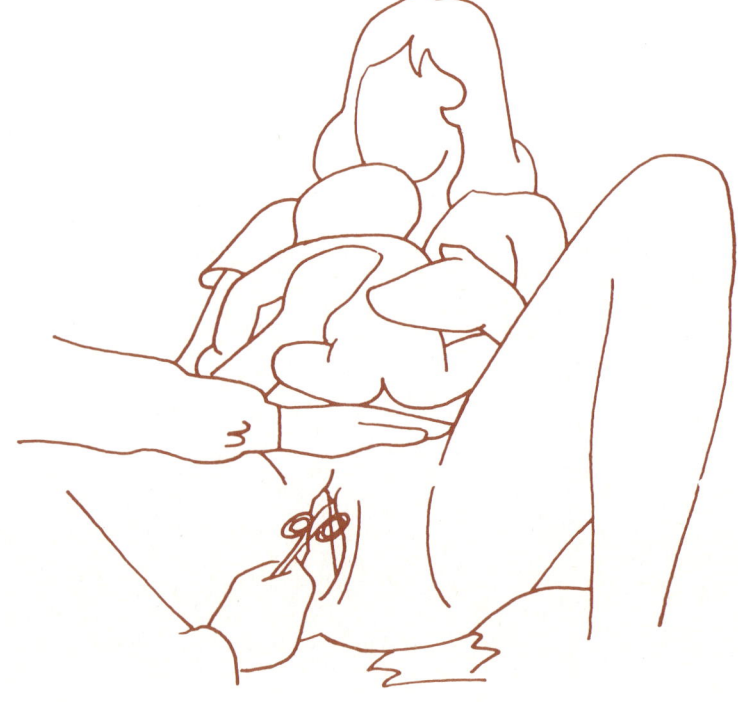

Abb. 139

Dritter Teil

Das Wochenbett

Körperliche Veränderungen nach der Geburt
Gymnastische Übungen

Körperliche Veränderungen
nach der Geburt

Von den Veränderungen während der Schwangerschaft und der Entbindung bleiben auch nach der Geburt noch einige bestehen. Am auffälligsten für die Frau sind die Veränderungen an der Bauchwand und an den bei der Geburt beteiligten Organen (Gebärmutter, Scheide, Scheidenausgang und Damm). Es ist die Statik der Wirbelsäule und die des Beckens verändert. Auch die Beanspruchung des Kreislaufsystems macht sich bemerkbar. Der Bauch der Mutter wird schlaff und faltig, die Bauchwand ist gedehnt und ohne Spannung. Öfters treten die typischen Schwangerschaftsstreifen auf (Abb. 140).

Auch die unteren Bereiche des Geburtskanals sind schlaff und angeschwollen. Die Beckenbodenmuskulatur ist gedehnt und geschwächt. Dies kann einen Vorfall (Prolaps) der von innen gestützten Organe, Blase, Scheide und Darm begünstigen.

Im Hinblick auf den Bewegungsapparat zeigt sich, daß der knöcherne Beckenring, durch die schwangerschaftsbedingte Lockerung seiner Gelenke, an Festigkeit verloren hat. Die Wirbelsäule ist aufgrund der Haltung in der Schwangerschaft nahezu überbeansprucht. Ferner ist es zu einer Erweiterung der Venen gekommen, die besonders im Beckenbereich und an den Beinen von Bedeutung ist.

Dieser Zustand macht eine körperliche Erholung durch geeignete Gymnastikübungen notwendig.

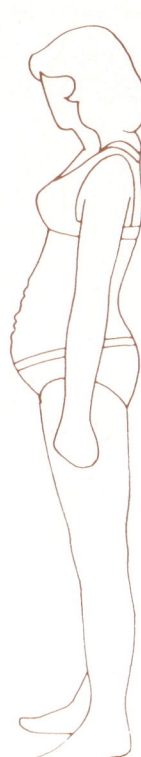

Abb. 140

Gymnastische Übungen

Die Wochenbettgymnastik hat also folgende Ziele:

– Behebung der schwangerschaftsbedingten körperlichen
  Veränderungen. Das heißt Kräftigung derjenigen Muskeln,
  die von der Überdehnung besonders betroffen waren
  (Bauch-, Rücken- und Beckenbodenmuskulatur usw.), aber
  auch ebenso die richtige Rückbildung der Gebärmutter.
– Vorbeugung von Kreislaufkomplikationen, wie sie nach
  einer Geburt auftreten können (Thrombose usw.).
– Vorbeugung von Verlagerungen der Ausscheidungs- und
  der inneren Geschlechtsorgane (Gebärmuttervorfall, Zysto-
  zele).

Die Übungen sind in drei Gruppen eingeteilt:

1. Übungen in der Klinik
2. Übungen zu Hause bis zum 15. Tag nach der Geburt
3. Übungen vom 15. Tag nach der Geburt bis zum Ende des
   Wochenbettes (ca. 6 Wochen)

Übungen in der Klinik

Wenn man von vier Tagen Klinikaufenthalt ausgeht, gibt es für jeden Tag besondere Übungen.

Erster Tag

Folgende Übungen nacheinander ausführen:
1. *Ausgangsposition*: Rückenlage (141 a).

- Auf dem Rücken liegen, Arme und Beine strecken und leicht abspreizen. Entspannen.
- 5mal mit dem Bauch, 5mal mit der Brust atmen, 5mal beide Atmungsarten kombinieren.
- Die Beine etwas hoch legen, indem man ein Kissen unter die Füße legt.

Fußgelenke beugen und strecken und in beide Richtungen Kreisbewegungen durchführen (Abb. 141 b).

Jede Übung 15mal wiederholen.

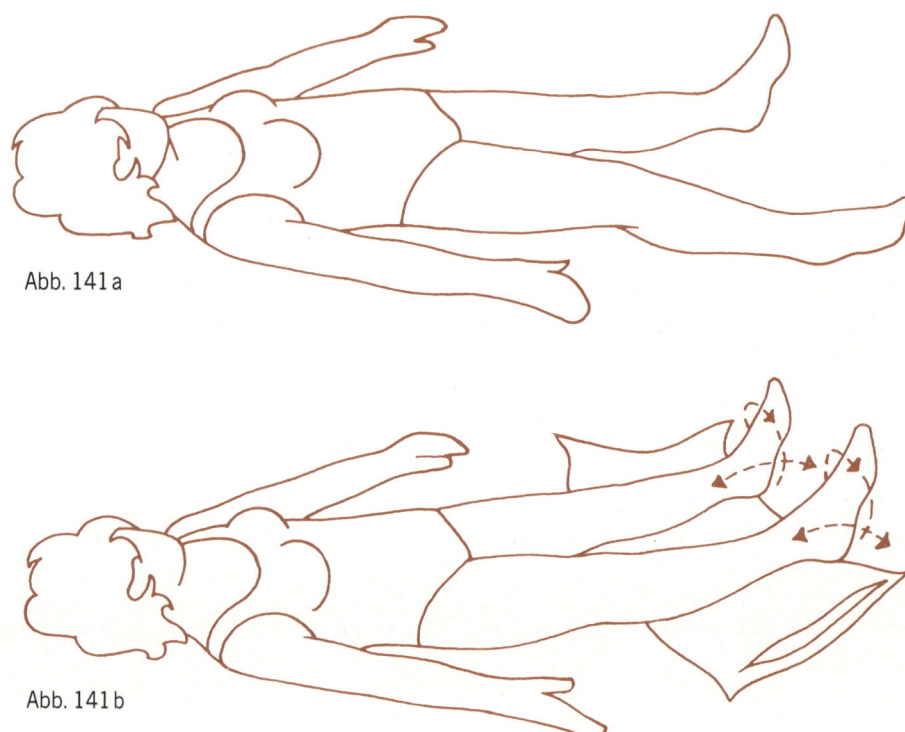

Abb. 141 a

Abb. 141 b

2. *Ausgangsposition*: Rückenlage mit gebeugten Knien, die Fußsohlen berühren den Boden (Abb. 142 a).

- Einatmen, Fersen zum Gesäß ziehen, Arme nach hinten strecken, ohne sich vom Bett abzuheben, bis sich die Handflächen über dem Kopf berühren (Abb. 142 b).
- Ausatmen, dabei die Arme an beiden Seiten neben den Körper zurückführen (Abb. 142 a).

Diese Übung 5mal wiederholen.

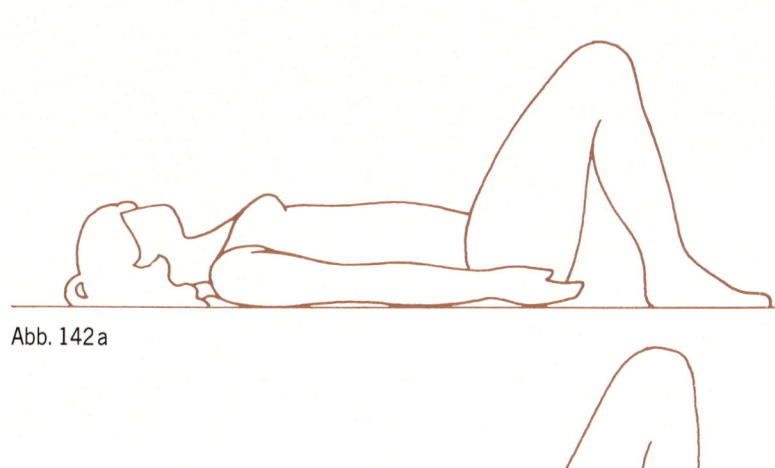

Abb. 142 a

Abb. 142 b

- Anschließend einatmen, Oberkörper aufrichten, Lendenwirbelsäule beugen, Sprunggelenke fassen. Der Körper soll von der Schulter und der Brustwirbelsäule abgestützt werden. Die Arme sind ganz gestreckt. Man macht es richtig, wenn Beine, Arme und Rücken ein Dreieck bilden (Abb. 143).
- In die Ausgangslage zurückkehren, Bauch anspannen und Lendengegend fest gegen das Bett drücken. Dabei ausatmen.

Auch diese Übung 5mal wiederholen.

3. *Ausgangsposition*: Rückenlage mit gestreckten Gliedern wie bei 1, Arme vom Körper abspreizen, folgende Atemübungen durchführen:

- 5mal Bauchatmung
- 5mal Brustatmung
- 5mal kombinierte Atmung.

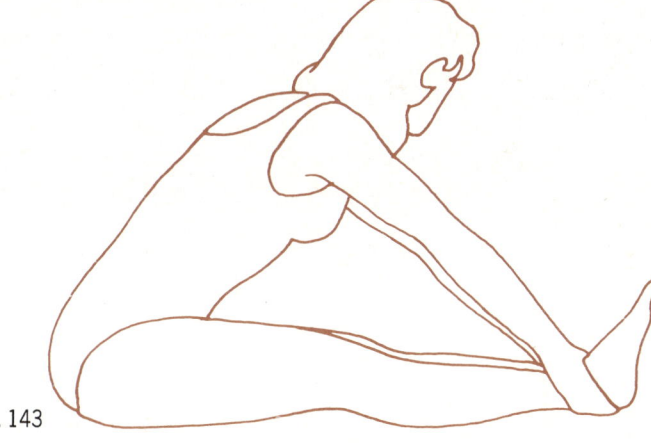

Abb. 143

Zweiter Tag

Zu den Übungen des Vortages kommen nun folgende Übungen hinzu:

1. Ausgangsposition: Rückenlage mit gebeugten Knien (Abb. 144).

– Ein Kissen zwischen die gebeugten Knie klemmen. 5 Sekunden lang mit beiden Knien das Kissen fest zusammendrücken. Diese Übung 10mal wiederholen.
– Fersen fest gegen den Boden stemmen, dabei Darmausgang, Scheide und Gesäß nach innen ziehen (Abb. 145).

Diese Übung 10mal wiederholen.

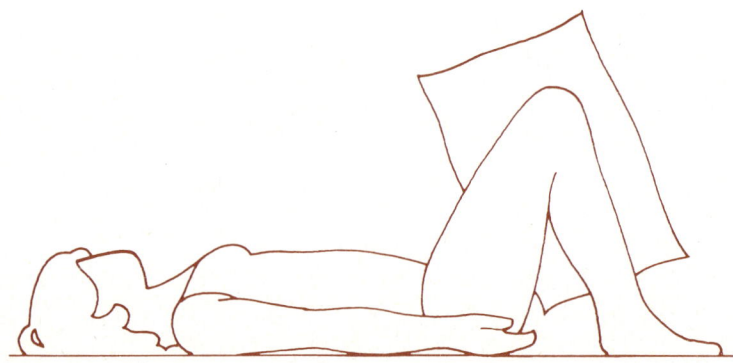

Abb. 144

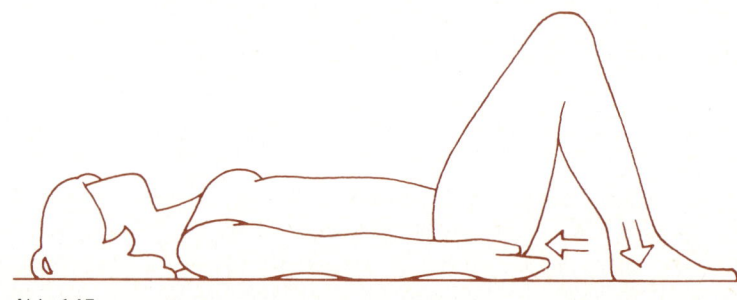

Abb. 145

2. Ausgangsposition: Rückenlage mit gebeugten Knien wie in der vorherigen Übung.

- Einatmen.
- Kopf anheben, dabei ausatmen und gleichzeitig mit den Händen beide Knie zum Bauch hinziehen (Abb. 146).

Diese Übung 10mal wiederholen.

Dritter Tag

Diese Übungen kommen zu den Übungen des vorherigen Tages hinzu:

1. Ausgangsposition: Rückenlage mit gebeugten Knien.

- Einatmen.
- Arme strecken, Handflächen zwischen die Oberschenkel klemmen, Kopf so weit anheben, daß das Kinn fast die Brust berührt, ausatmen.

Diese Übung 5mal wiederholen.

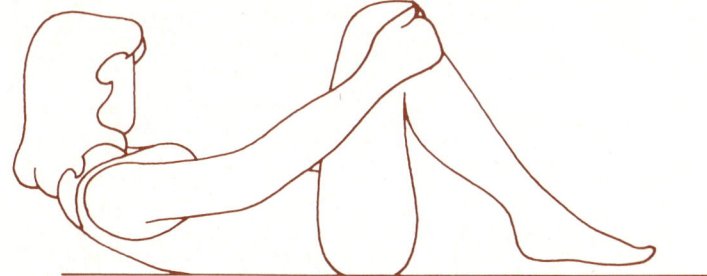

Abb. 146

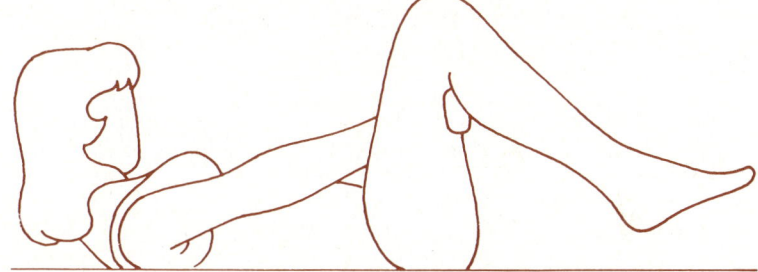

Abb. 147

2. Ausgangsposition: Rückenlage mit gebeugten Knien wie in
der vorherigen Übung. Normal atmen.

– Die Beine anheben und so halten, als würden sie auf Pedale
  treten (Abb. 148 a).
– Ein Bein beugen, das andere strecken, dabei die typischen
  Bewegungen des Fahrradfahrens ausführen (Abb. 148 b–d).

Dise Übung 5mal wiederholen.

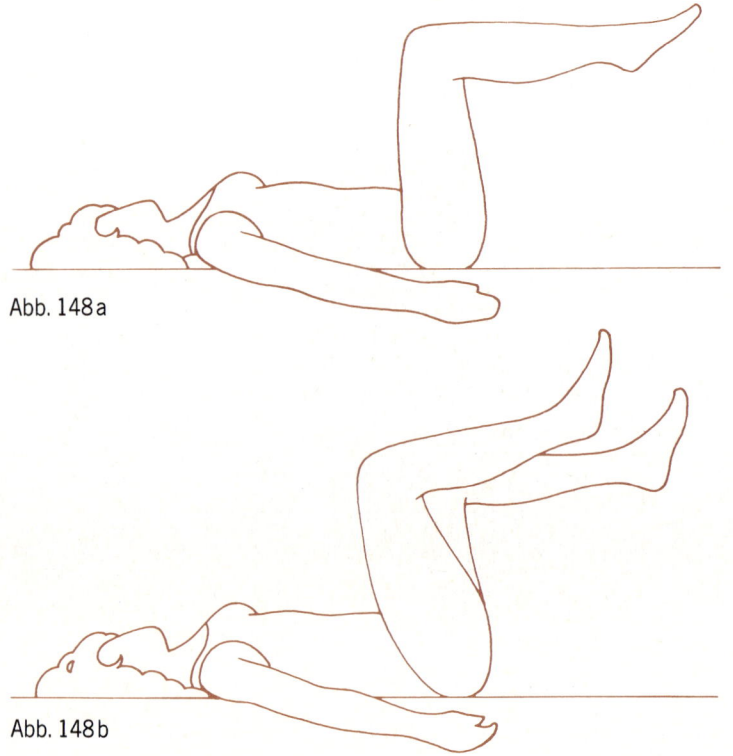

Abb. 148 a

Abb. 148 b

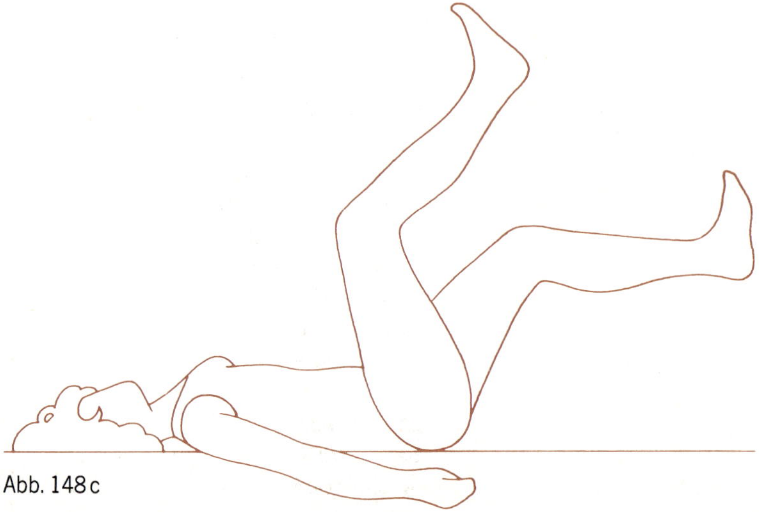

Abb. 148 c

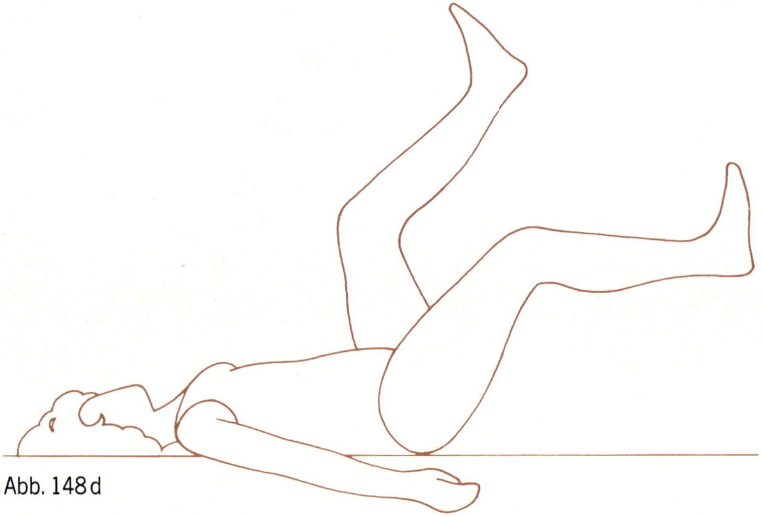

Abb. 148 d

3. Ausgangsposition: Rückenlage wie in der vorherigen Übung. Freie Atmung.

- Die gleichen Bewegungen wie in der vorherigen Übung durchführen, jedoch in umgekehrter Richtung (Abb. 149).

Diese Übung 5mal wiederholen.

Vierter Tag

Neben den Übungen der bisherigen Tage sollen die folgenden Übungen zusätzlich durchgeführt werden:

1. Ausgangsposition: Rückenlage mit gebeugten Knien.

- Einatmen (Abb. 150 a).
- Kopf und Schultern vom Boden abheben, Arme nach vorn strecken, Bauch und Gesäß anspannen, ausatmen (Abb. 150 b).

Diese Übung 5mal wiederholen.

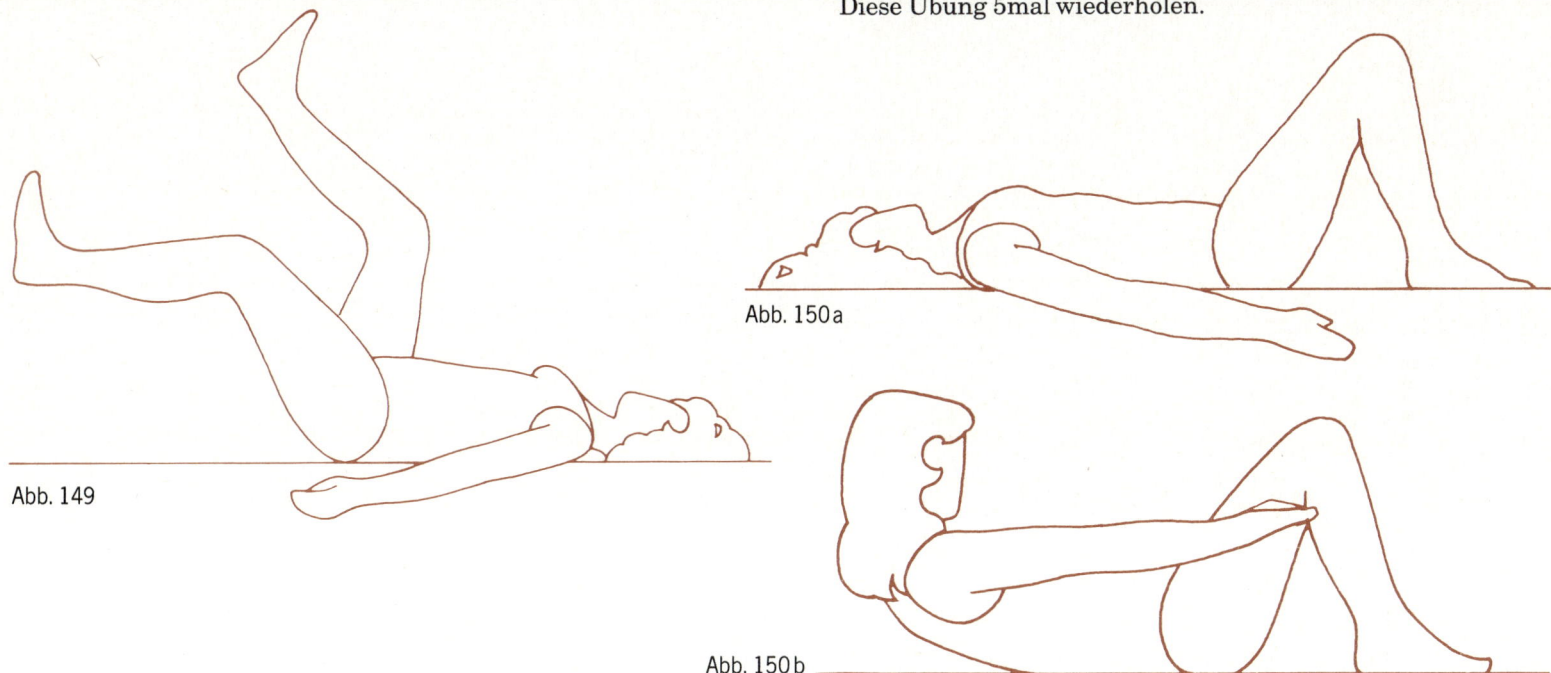

Abb. 149

Abb. 150 a

Abb. 150 b

2. Ausgangsposition: Rückenlage mit gebeugten Knien (Abb. 151 a).

- Einatmen.
- Die gebeugten Beine von einer Seite auf die andere neigen,
  dabei ausatmen. Der Rücken ruht fest auf dem Bett, die
  Füße sind in der Luft (Abb. 151 b und c).

Diese Übung 5mal wiederholen.

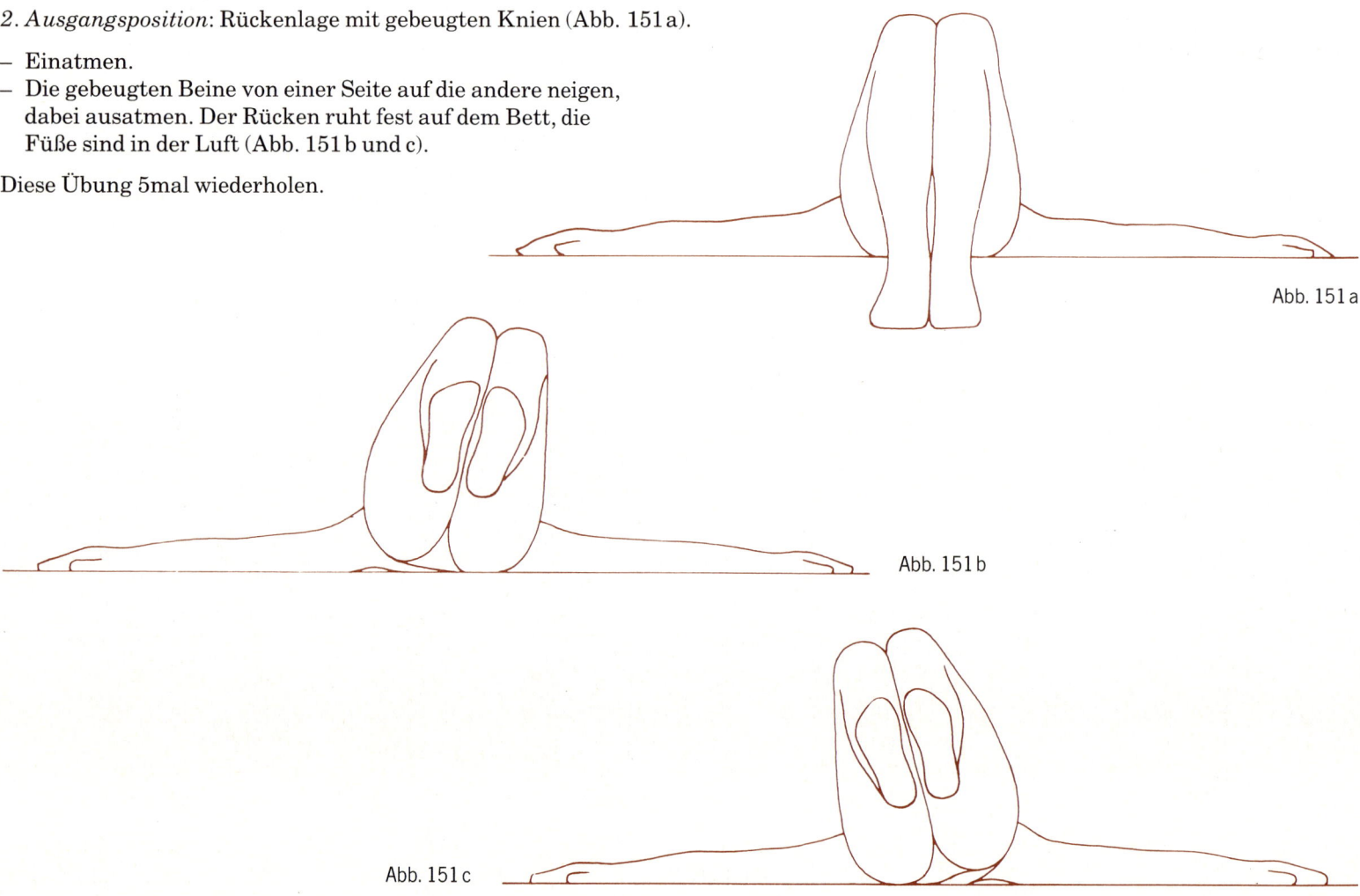

Abb. 151 a

Abb. 151 b

Abb. 151 c

3. Ausgangsposition: Rückenlage mit gebeugten
Knien. Die Hände fassen das Genick.

– Einatmen (Abb. 152a).
– Ausatmen, dabei den Kopf nach rechts drehen,
  linken Ellenbogen anheben und das rechte Knie
  in seine Nähe bringen (Abb. 152b).
– Einatmen, dabei nach links blicken und den
  rechten Ellenbogen dem angehobenen linken
  Knie nähern (Abb. 152c).

Diese Übung 5mal nach jeder Seite wiederholen.

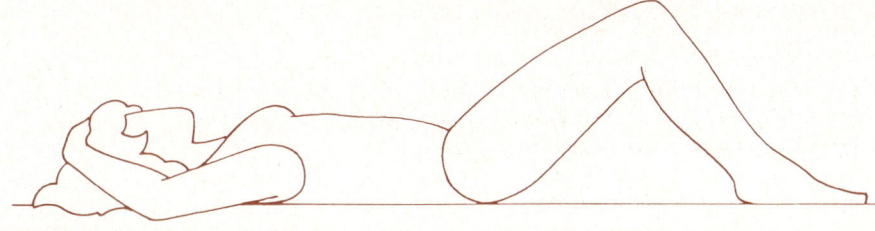

Abb. 152a

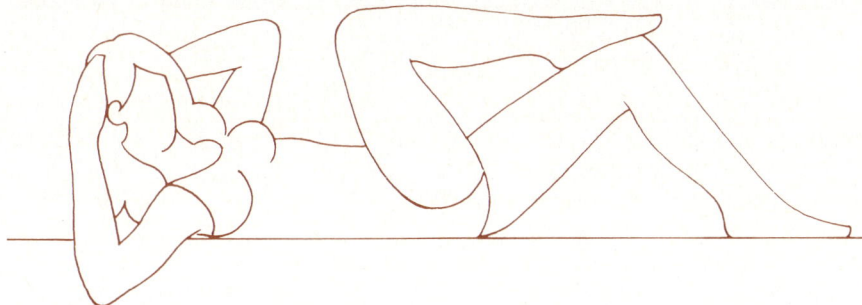

Abb. 152b

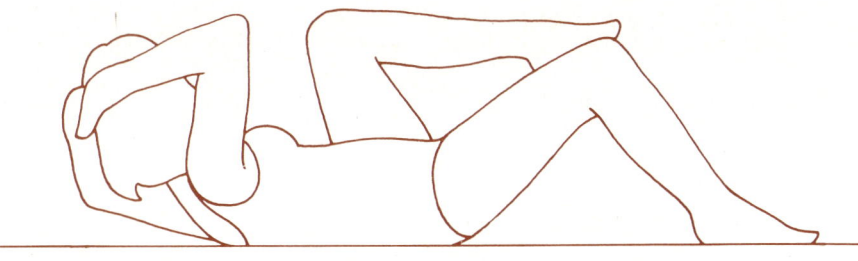

Abb. 152c

Übungen für zu Hause

(vom 5. bis zum 15. Tag)

Neben den Übungen für den 2., 3. und 4. Tag folgende zusätzliche Übungen in das Programm aufnehmen:

1. Übungen in Bauchlage

Ausgangsposition: Auf den Bauch legen, ein Kissen unterschieben, Hände auf den Rücken legen (Abb. 153 a).

– Einatmen, dabei Hände strecken und anheben. Kopf liegen lassen (Abb. 153 b).
– In die Ausgangsposition zurückkehren, dabei ausatmen.

Diese Übung 10mal wiederholen.

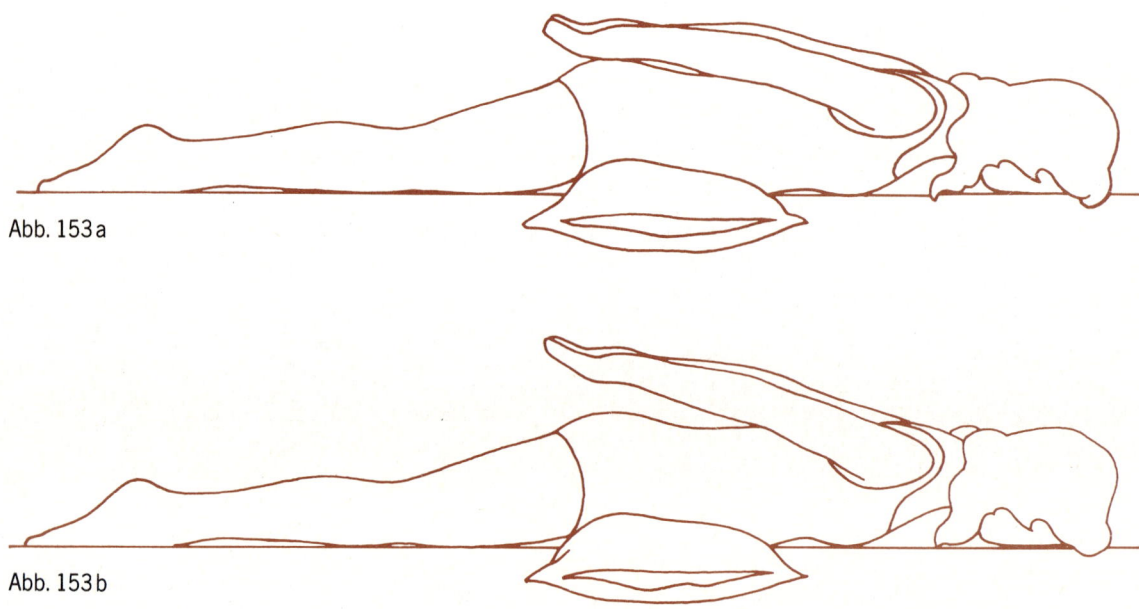

Abb. 153 a

Abb. 153 b

2. Übungen im Sitzen

Ausgangsposition: Mit gestreckten Beinen auf einem Stuhl sitzen (Abb. 154a).

– Arme ausstrecken und Körper so weit nach vorne neigen, daß die Fersen mit den Händen berührt werden können (Abb. 154b). Die Beine bleiben geschlossen. Kopf leicht nach vorne beugen. In dieser Stellung 6mal tief durchatmen.

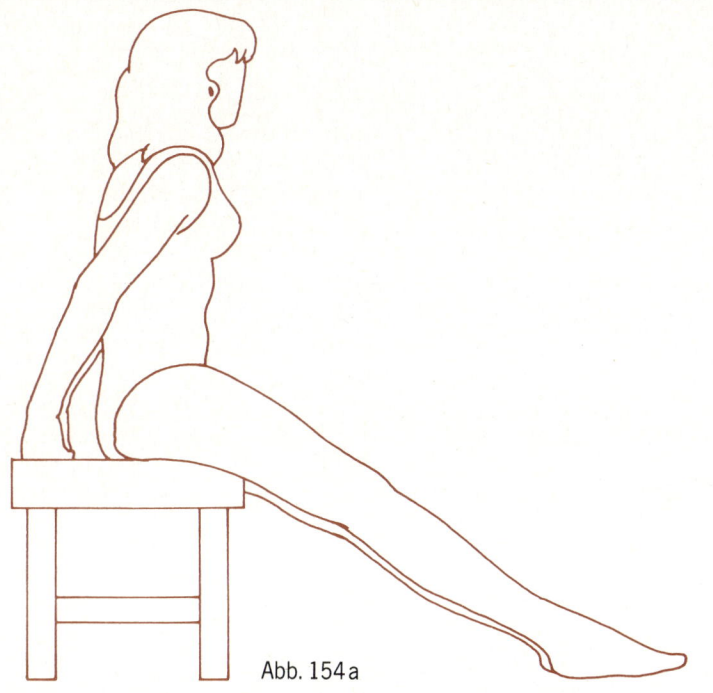

Abb. 154a

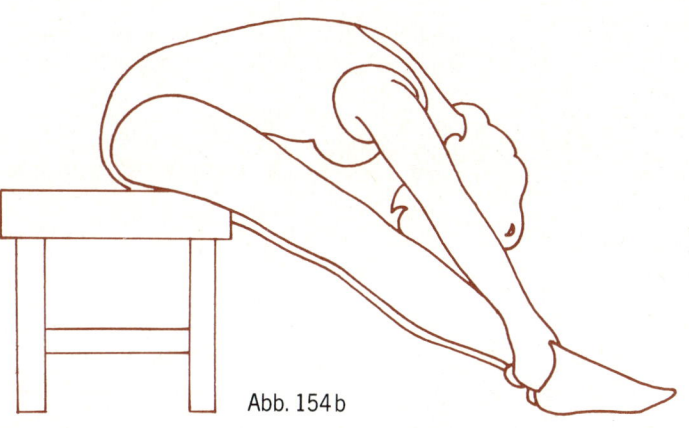

Abb. 154b

Ausgangsposition: im »Schneidersitz«, Arme nach oben strek-
ken, die Handflächen berühren sich. Rücken gerade halten
(Abb. 155 a).

– In dieser Stellung den Körper von einer Seite zur anderen
  neigen (Abb. 155 b und c).

Diese Übung 10mal wiederholen.

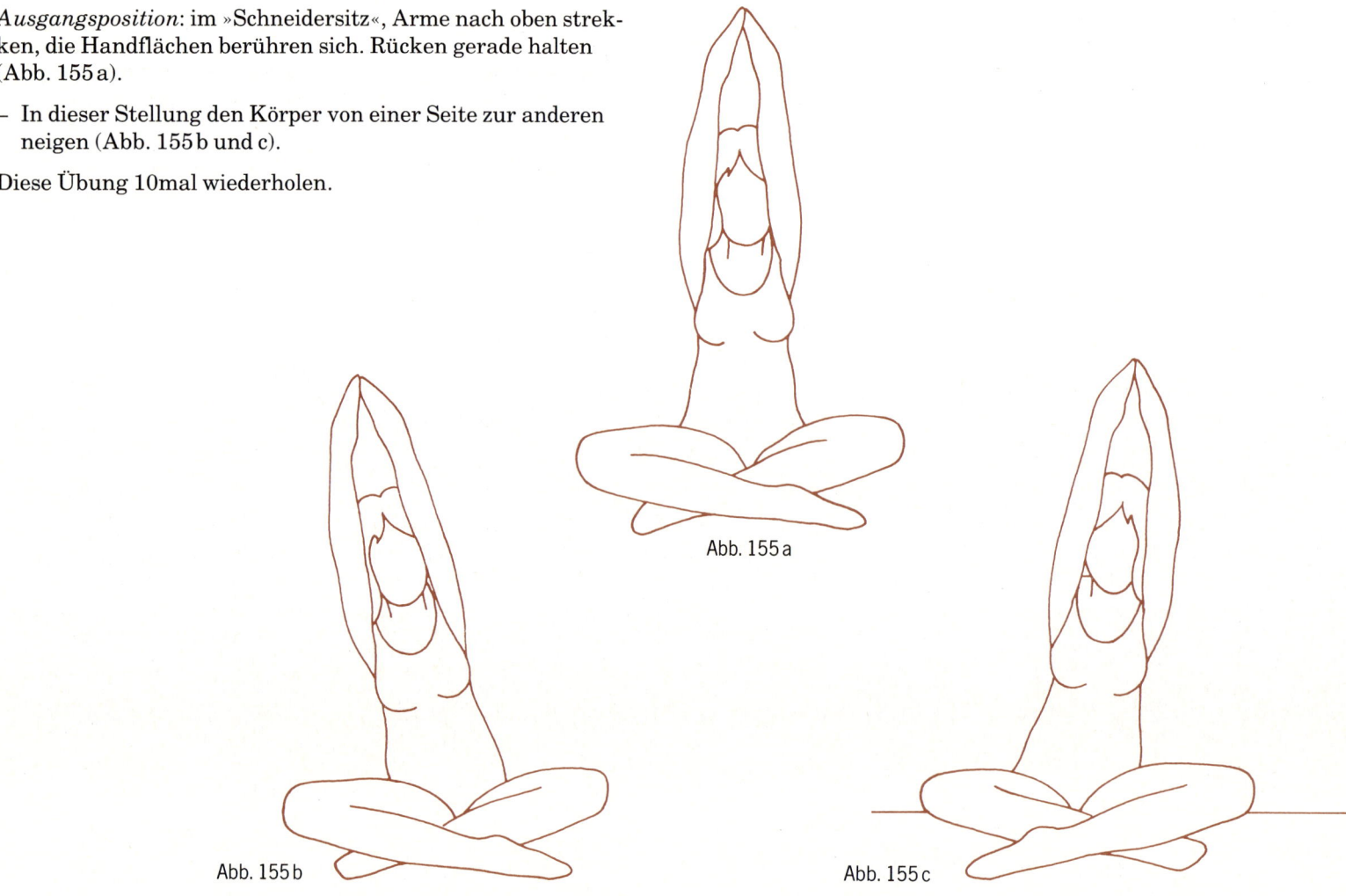

Abb. 155 a

Abb. 155 b

Abb. 155 c

3. Übungen im »Vierfüßlerstand«

Ausgangsposition: Auf allen Vieren.

– Einatmen und den Kopf heben (Abb. 156a).
– Ausatmen, dabei einen Buckel machen und den Kopf zwischen die Arme strecken (Abb. 156b).

Diese Übung 5mal wiederholen.

Übungen ab dem 15. Tag

Alle Übungen, die ab dem 3. Tag nach der Geburt gemacht werden sollen, täglich wiederholen. Dazu kommen folgende zusätzliche Übungen:

1. Ausgangsposition: Rückenlage mit gestreckten und geschlossenen Beinen (Abb. 157a).

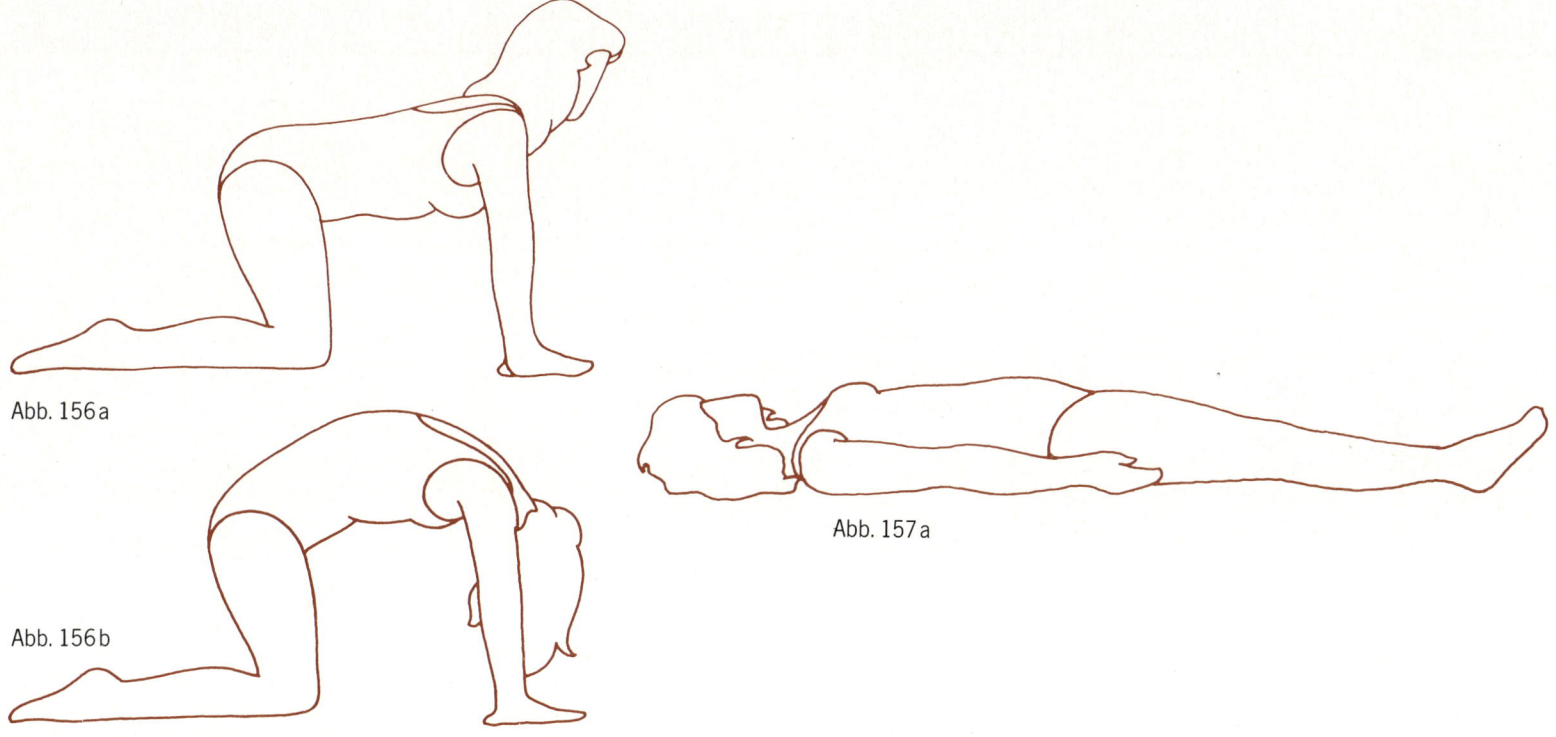

Abb. 156a

Abb. 156b

Abb. 157a

– Einatmen, dabei die gestreckten Beine anheben und die
  Arme abspreizen.
  Mit den Beinen abwechselnd mehrere waagerechte Sche-
  renbewegungen ausführen (Abb. 157 b und c).
– Beine langsam zum Boden in die Ausgangsposition zurück-
  führen, dabei ausatmen.

Diese Übung 10mal wiederholen.

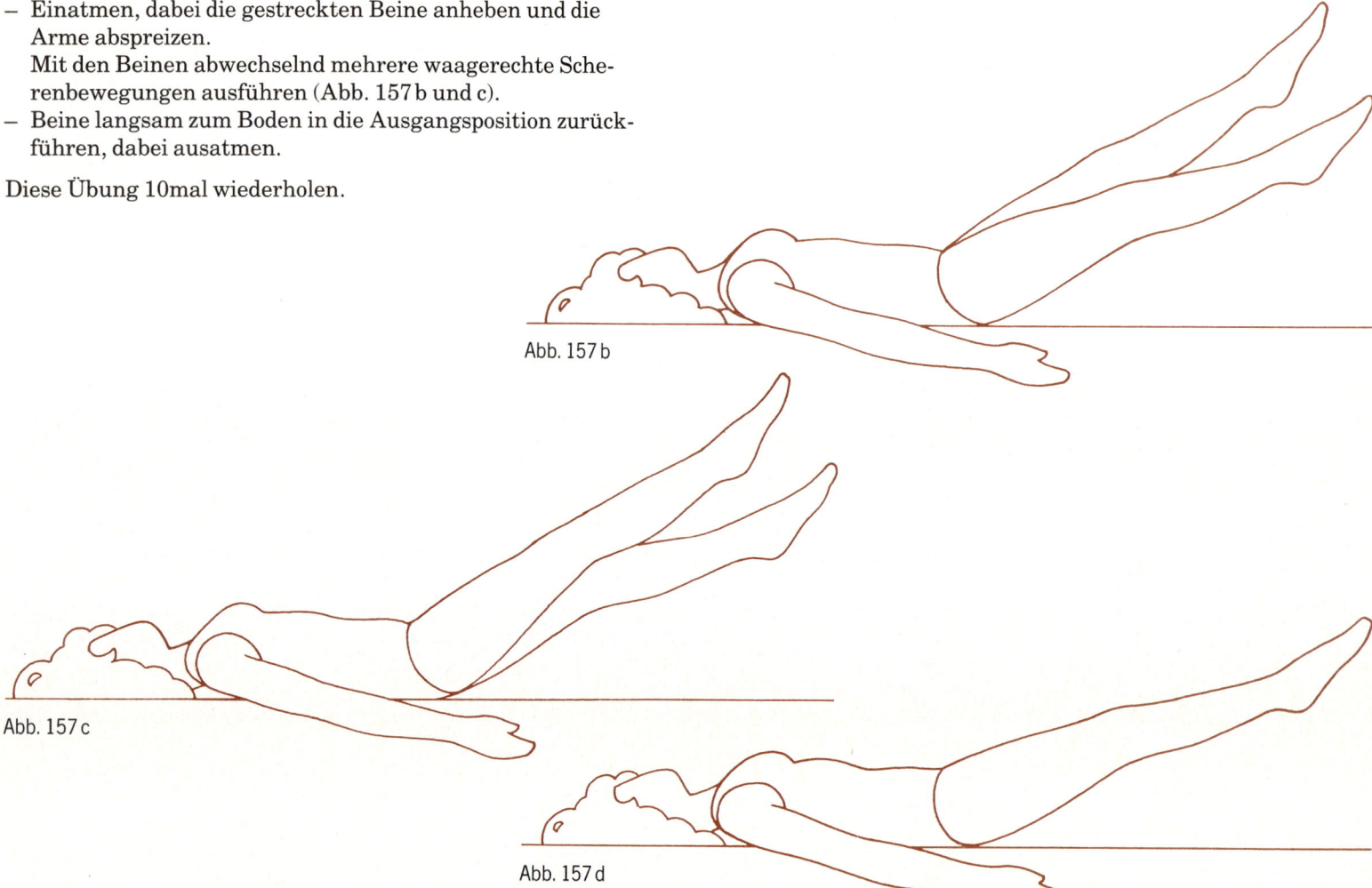

Abb. 157 b

Abb. 157 c

Abb. 157 d

2. Ausgangsposition: Rückenlage mit gebeugten Knien.

– Beine senkrecht in die Höhe strecken, weit spreizen, einatmen (Abb. 158a).
– Beine schließen und senken, ohne den Boden zu berühren, dabei ausatmen (Abb. 158b).
– Wieder einatmen, die Beine in die Höhe strecken und spreizen.
– In die Ausgangsposition zurückkehren, dabei ausatmen.

Diese Übung 10mal wiederholen.

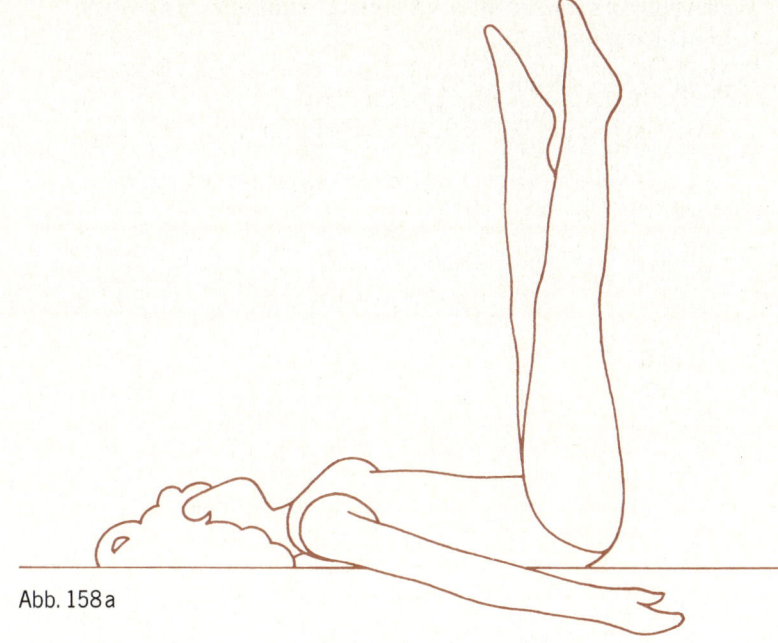

Abb. 158a

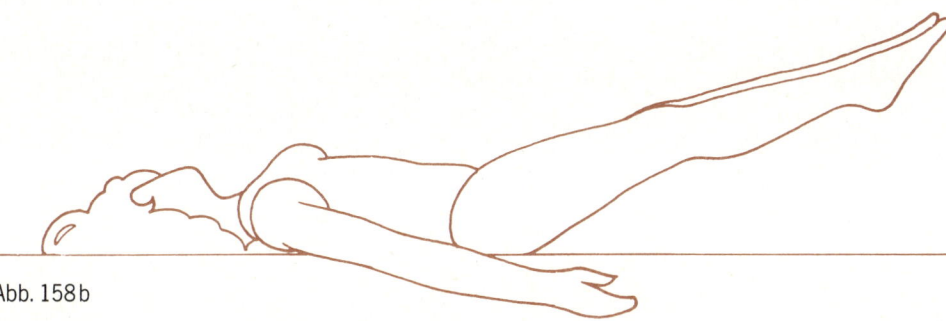

Abb. 158b

3. Ausgangsposition: Stehen, an einer Gymnastikstange oder an einem Tisch festhalten (Abb. 159 a).

– Auf die Zehen stellen (Abb. 159 b).
– In die Hocke gehen und auf die Fersen setzen (Abb. 159 c).
– Rücken gerade halten und Körper nach hinten neigen (Abb. 159 d).
– Anschließend aufstehen und in die Ausgangsposition zu-
  rückkehren.

Diese Übung 5mal wiederholen.

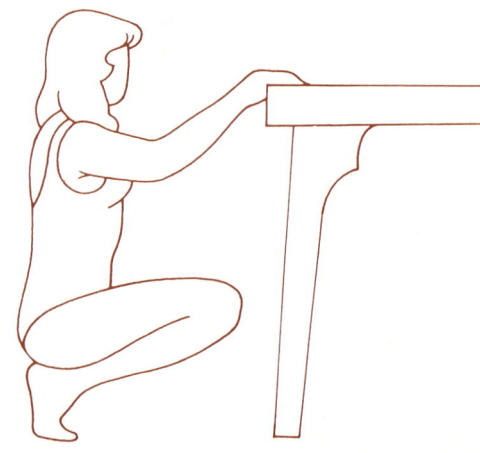

Abb. 159 c

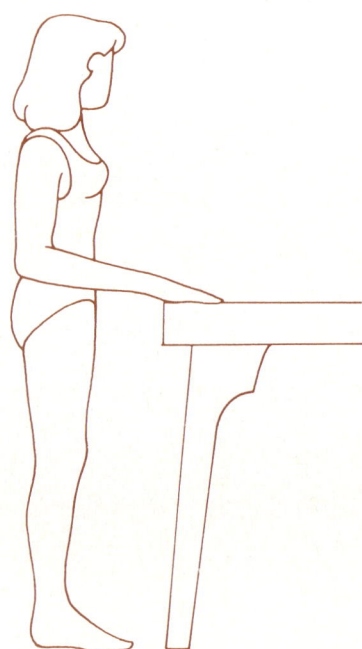

Abb. 159 a

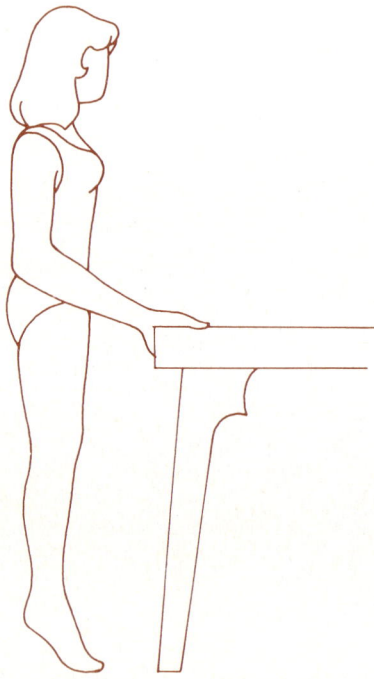

Abb. 159 b

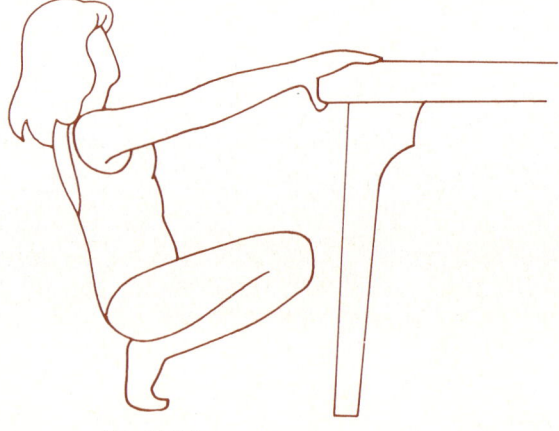

Abb. 159 d

4. Ausgangsposition: Breitbeinig hinstellen, ein Knie leicht beugen (Abb. 160 a).

– Rumpf nach vorne beugen, die gestreckten Arme fallen lassen, die Fingerspitzen beider Hände pendeln in Höhe der Sprunggelenke (Abb. 160 b).
– Arme gegeneinander schwingen, die Hände sollen sich vor dem Kopf kreuzen (Ab. 160 c).

Diese Übung 10mal wiederholen.

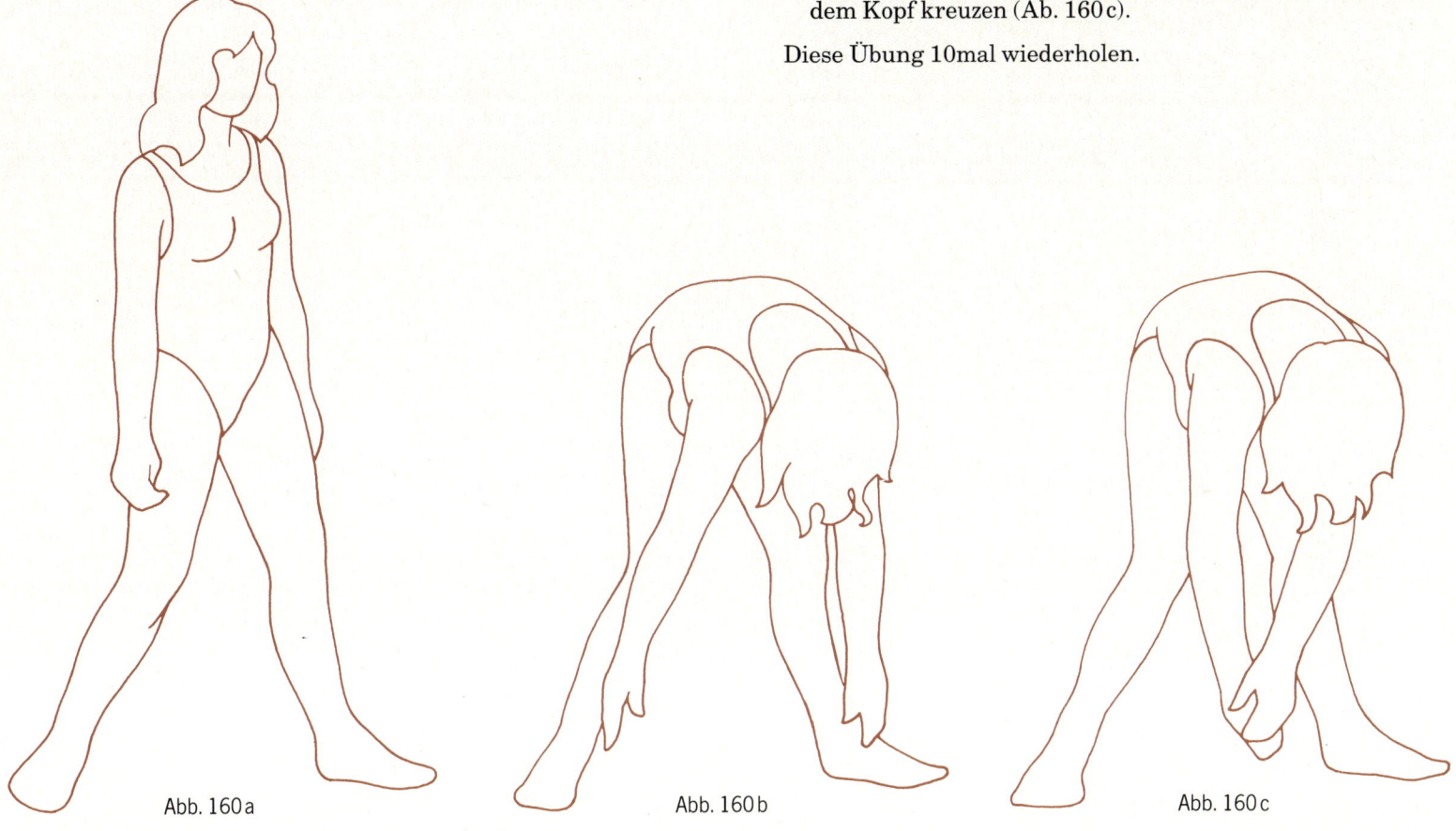

Abb. 160 a   Abb. 160 b   Abb. 160 c

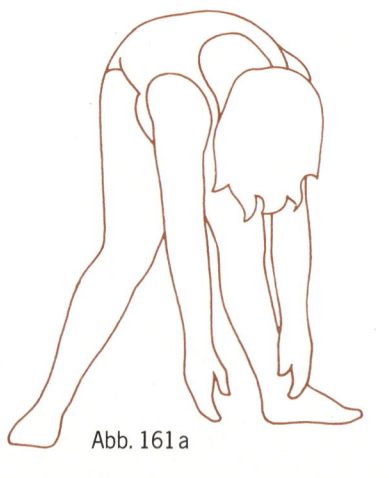

Abb. 161 a

5. *Ausgangsposition*: Breitbeinig stehen, Körper nach vorne beugen (Abb. 161 a).

- Einatmen.
- Versuchen den linken Fuß mit der rechten Hand zu fassen (Abb. 161 b), dabei ausatmen.
- Einatmen, dabei den Körper aufrichten (Abb. 161 c).
- Ausatmen, dabei die Übung mit dem anderen Arm und dem anderen Fuß wiederholen (Abb. 161 d).

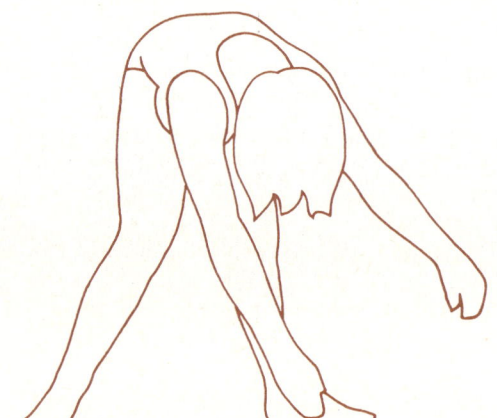

Abb. 161 b

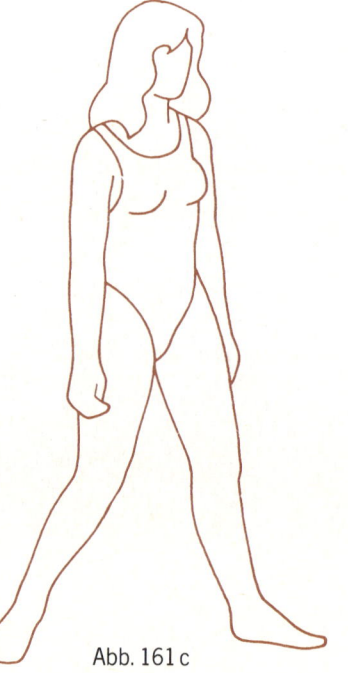

Abb. 161 c

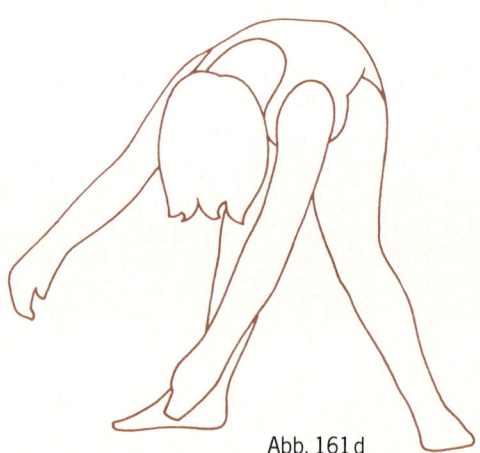

Abb. 161 d

6. Ausgangsposition: Rückenlage (Abb. 162a).

– Die gestreckten Beine soweit in die Höhe ziehen, daß der Körper senkrecht steht und von Schultern und Hinterkopf getragen wird, Ellenbogen am Boden abstützen (»Kerze«). In dieser Stellung zwei Minuten verharren (Abb. 162b).
– In die Ausgangsposition zurückkehren und sich ausruhen.
– Die gestreckten Beine nochmals anheben und dann in der Hüfte nach hinten beugen, so daß bei gestreckten Knien die Zehen den Boden berühren (Abb. 162c).
– In dieser Stellung 1 Minute lang ausharren.
– In die Ausgangsposition zurückkehren.

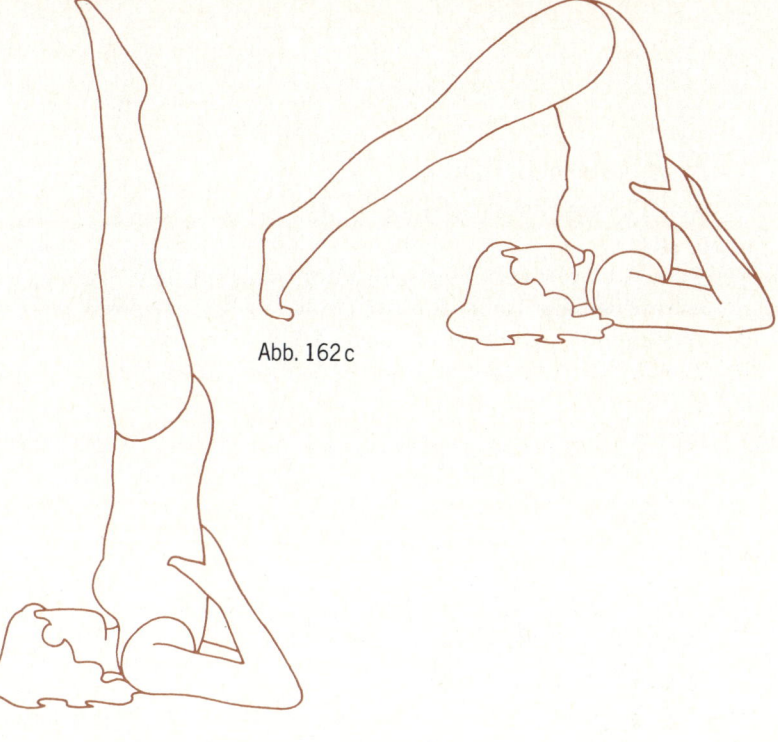

Abb. 162c

Abb. 162b

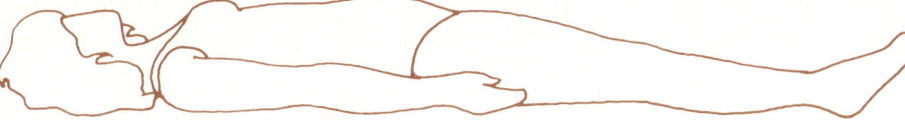

Abb. 162a

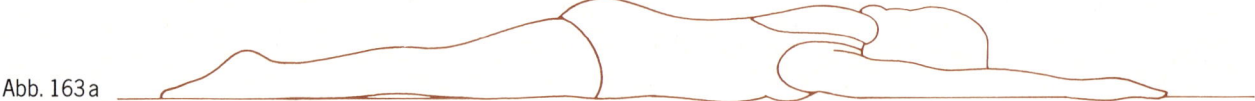

Abb. 163 a

7. *Ausgangsposition*: Bauchlage.

– Die Arme vor dem Kopf ausstrecken und etwas spreizen
  (Abb. 163 a).
– Ein Bein mit der Hand der gleichen Seite am Knöchel
  fassen und beugen. Dabei den Kopf anheben und zur Seite
  des gebeugten Beines wenden (Abb. 163 b).
– Die gleiche Übung auch auf der anderen Seite durchführen
  (Abb. 163 c).

Diese Übung 5mal auf jeder Seite wiederholen.

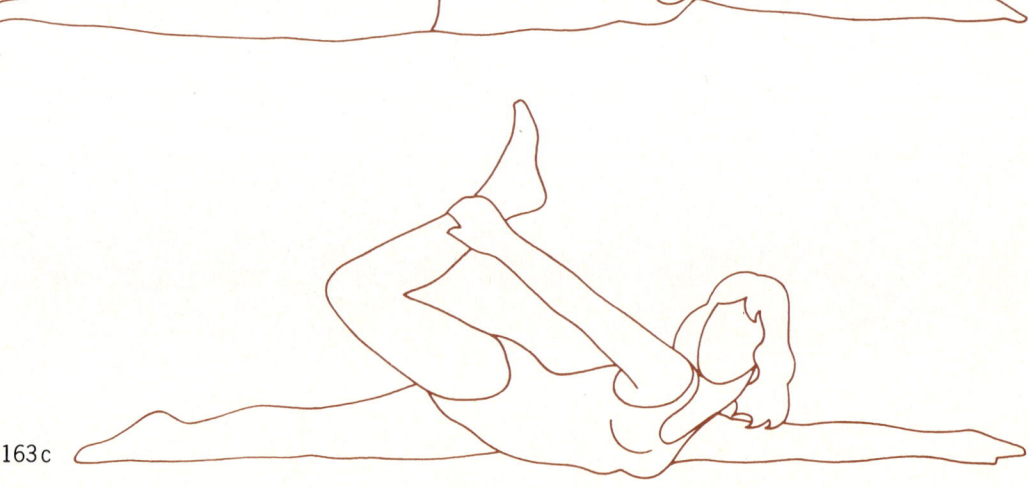

Abb. 163 b

Abb. 163 c